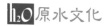原水文化

U0040830

奇美醫學中心
加護醫學部主治醫師
陳志金——
著

ICU
重症
醫療現場

熱血暖醫陳志金
勇敢而發真心話

鬼門關前的守門員,看見每個家庭背後的
感動與離奇,看到那些不為人知卻必須被知道的事。

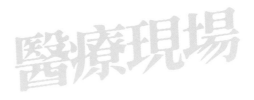

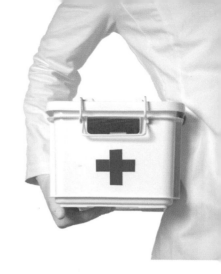

Part 1 熱血暖醫
我不是在ICU裡，就在前往ICU的路上

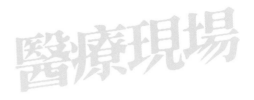

Part 2 白目憤青
阿金醫師勇敢而發，真心話大冒險

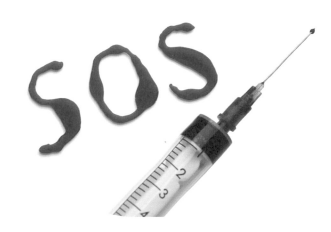

『重機』騎出來的驚奇之旅

林宏榮

奇美醫學中心院長
前醫策會執行長

　　我跟陳志金醫師的認識是在 2007 年。一開始，是我先注意到有一位「憤青」在醫院員工留言區上經常發表意見，對醫院的措施有建議、也有批評，這位憤青就是阿金醫師。雖然有人說他的發言太直白，但我覺得他是很有想法的，只是不明白醫院的系統運作，不了解如何推動與改變，所以我直接邀請他來參與我們病人安全委員會的工作。我們一起修補很多缺陷、讓整個醫療系統更安全。

　　2008 年，醫策會辦理醫療資源團隊合作的種子教師培訓，受訓回來後的阿金醫師大方分享，他對醫療團隊合作的想法眼界大開、有如脫胎換骨。他提到在這之前，自己是一個很機車的醫師，根本是「重機」，因為他對團隊成員要求很高，經常不假辭色地批評，有很多護理人員因此會躲著他，甚至還故意申請調大夜班，就可以不用跟他一起查房。

　　然而，透過這個醫療資源團隊合作的訓練課程，阿金醫師從外國老師的教授中學習到了「如何領導一個團隊、如何跟團隊溝通」等技巧。從此以後，他從「騎著重機」的重症醫師，變成是宣傳醫療資源團隊合作的教主，我跟他有了更多密切的合作，尤其是從奇美醫院特有的「關懷」上去發揮，讓奇美醫院成為醫界楷模，我們關懷病人，也關懷同仁。

醫策會在 2012 年關注到醫療人員過勞問題，計畫推動復原力的訓練，我也推薦他跟醫策會到美國杜克大學病人安全中心受訓。回來後，他把專長的睡眠醫學整合到對這個醫療人員耗竭（Burnout）問題的分析與解決上，帶給我們對於這個問題全新的視角與寬闊的想法。

　　接觸社群媒體後，阿金醫師學習如何與鄉民溝通，這些技巧他也運用在醫學教育的改變上，以創新的方式翻轉了傳統單向的聽與學。我從醫策會執行長卸任回到醫院工作時，希望他協助醫病共享決策（SDM）的推廣，他運用在神經外科加護病房的嚴重腦傷病人身上，建立一個很好的 SDM 模式，家屬參與這個過程以後，都能開放溝通、放下心結，做出不後悔的決定，這個模式在 2018 年一舉得到醫策會與醫療品質協會的肯定，拿下國家醫療品質獎的金獎。

　　陳志金醫師從一個騎著重機的憤青醫師，擴大視野到關注醫院的病人安全，關心醫療人員的工作環境，進一步關心社會民眾的醫療觀念與權益。阿金醫師字裡行間關懷無處不在。翻開這本書，一起見證他騎重機出來的驚奇旅程，期待看到他更多熱血、關懷卻又直白的發文。

促進醫病溝通的溫暖文字

蔡維謀
臺灣急救加護醫學會理事長

在國家有重大疫情或重大災難發生時，像塵爆、地震、流感、新冠肺炎等，媒體才會提起加護病房和重症醫師。平日，大家對於這個專科，都還是非常的陌生。重症醫師通常沒有在看門診，因此也沒有知名度，只是一群默默在付出的醫者。

其實，重症醫師在醫院裡，是負責診治最嚴重、病況最不穩定的病人，是醫療的最後一道防線，也是「鬼門關前的守門員」，但鮮少有人知道，在加護病房兩道厚重的鐵門之內，重症醫療團隊是如何不眠不休的在搶救病人，重症醫師的壓力與責任是如何的重大。

於是，在我接任臺灣急救加護醫學會理事長時，就新成立了一個「形象推廣委員會」，希望能夠讓更多的人了解重症醫師的角色與定位。這個委員會的主委，自然非「網紅」阿金莫屬了。阿金在忙碌的工作之餘，積極經營網路社群平臺，分享專業正確的醫療知識、評論醫療時事，尤其是在新冠肺炎疫情期間，他的網路聲量非常高，也是媒體喜歡轉載的對象。

近幾年來，經由學會的多方努力與推廣，欣見政府與健保開始重視重症醫療，願意投入更多的醫療資源，吸引優秀人才進入重症領域。深切期待能夠走過重症人力斷層的危機，也期待重症醫師能夠早日獲得部定專科的認定，確立名分。

根據《遠見雜誌》的「2019 臺灣社會信任」調查結果顯示，醫生在民眾最信任的對象中排名第二，其信任度高達 91.6％，僅略低於自己的家人（信任度 95.8％）。也就是說，醫生說出來的話，大部分的民眾都比較願意聽。但透過醫療需求而接觸醫生的民眾畢竟有限，經由網路平臺或社群媒體的文章分享，就能夠觸及更多更廣的民眾。

阿金觸動人心又不乏幽默、正向的文筆，以故事為例，分享重症全人照護、重症安寧、器官捐贈、醫病共享決策等議題，讓加護病房如此冰冷的環境，也能夠感受到溫暖，對於促進良好的醫病溝通，有很大的助益。

如今，暖醫阿金要出書了，我當然極力推薦。希望經由此書的出版，這些溫暖的故事能夠接觸到另一個層面的讀者，讓大家更了解重症醫師。

獨到模式提點的就醫觀念

蔡甫昌
臺大醫學院教授
臺灣大學生醫倫理中心主任

　　加護病房是醫護人員搶救病人與死神拔河的最後戰場，整個空間充滿了緊繃的情緒、複雜的溝通、艱難的決策及生死倫理的反思。病人與家屬在經過加護病房住院經驗的洗禮後，有的感恩喜獲重生、有的歷經生離死別的苦楚、有的了悟人生的無常與短暫。在這樣的過程中，幫助與陪伴他們度過艱難時刻的重症加護醫師與護理師們，其角色何其重要、影響何其大！

　　本書作者陳志金醫師畢業於臺大醫學系，在臺大醫院完成了內科與胸腔科次專科之完整訓練後，投入重症醫學領域已經有 18 年。目前服務於臺南奇美醫學中心的陳醫師被稱為熱血暖醫，他除了臨床經驗豐富、熱愛病患照護，也積極投入醫學教育，屢屢獲得教學傑出相關獎項。

　　繁忙工作之餘，他更將病人照護、醫病溝通的寶貴經驗，及對醫療時事的洞見與反思，寫成一篇篇專業卻好讀的短文，分享於部落格與臉書，引起廣大迴響與傳閱。如今這些文字即將出版，想必能造福更多民眾。

　　陳醫師書寫的內容豐富，納入許多重要而有趣的主題，包括重症醫師的角色與日常、家屬在家人病重時的反應與行為、VIP 就醫、

病人就醫時錄音、轉院過程、病人想不開的故事、醫療暴力、醫護過勞、醫病溝通、民俗信仰、良辰剖腹、病人安全、民代請託、生命末期、DNR（不施行心肺復甦術）溝通、緩和醫療、器官捐贈、醫病共享決策，與近期最迫切的新冠肺炎防護等，豐富而多元，不失其專業。

他分享多年以來照護病人的深刻經驗，以獨到的分析與解釋模式，來點醒身為病人或家屬時，許多重要的就醫觀念，及如何了解與面對生死，並體諒醫護人員工作的壓力與辛勞。另一方面也在提醒醫護同仁，在病床旁與病人及家屬溝通的關鍵時刻，該如何以包容、設想周到的智慧話語，去引導、幫助他們度過難關，好讓病人與家屬、逝者與生者都能平安。閱讀這些短文相信能給讀者帶來不少收穫，特此為文推薦。

醫病醫人又醫心的仁醫

王永福

上市公司職業講師及簡報教練

《上臺的技術》《教學的技術》作者

還記得，上一次看到醫師是畢恭畢敬、充滿感激的時候嗎？

很久之前，我爸爸生命最後一段時間，是在加護病房度過的，也有家人在狀況緊急時，住到加護病房裡加強看顧，短暫觀察的。記得每天兩次的探望時間，我們總是焦急地詢問加護病房裡醫師的看法，想知道家人後續發展及治療狀況。那時，醫師講的每一句話，我們都恭恭敬敬地聆聽，對醫師及醫療團隊所做的努力，每一件事我們都充滿感激。

即使家人健康出院後，這份對醫師及醫療人員的感謝，我仍然放在心裡，從來沒有忘記。我也不懂，為什麼有人會態度大變，在健康的時候，不尊重醫療人員的專業及付出，卻在需要的時候，去尋求醫療人員的支持及協助。

進一步想，也許大家真正缺乏的，不是尊敬，而是理解。我們看到的，大多只是醫師站在病房外的樣子（特別是加護病房，一天只開兩次門），當病房門關上後，醫師在做什麼、在想什麼，我們完全都看不見、不清楚，當然不理解。也許就是這些不懂的事，讓我們跟醫師之間開始有了距離，不知道在口罩的背後，在病房的背後，醫師及醫療人員為我們的家人，做了多少的努力。

陳志金醫師，也是我口中的阿金主任，就是搭起病人與醫療人員溝通的最好橋梁。阿金主任雖然是加護病房的重症醫師，卻經常在 FB 上脫下口罩，透過文章讓我們可以更加了解重症醫師的觀點及看法，最棒的是，他的文章專業卻生動有趣，閱讀起來絲毫沒有距離感。

　　在阿金主任的新書中，我們能看到他從 2003 年抗 SARS 的第一線經驗，提煉出來因應新冠肺炎的看法及原則（詳見 PART 4〈那些新冠肺炎教我們的事〉）。還有從醫師的觀點，來談醫病互信及為什麼不要關說、也不要去醫院當 VIP。甚至帶讀者走進加護病房，讓我們思考當生命走到盡頭時，面對變化的可能性（詳見 PART 3〈當生命走到盡頭時，會用另一種形式開始〉）。

　　我特別有印象的是，阿金醫師深刻的同理心。尤其看到「面對無法救的病人，我們要救家屬」的那邊，我眼淚就不自主的滴了下來……。那是一種多麼大的愛，才能在專業的治療及付出之後，還能想到家屬的無助及徬徨。身為家屬，我相信一定會為這份愛，感念一輩子。至於在「為什麼重症醫師要與『神明』為友？」中，也看得到阿金主任醫病又醫心，不只治療了病患，也安撫了家屬的心，唯有閱讀之後才能明白，什麼叫「醫病醫人又醫心」的仁醫。

　　如今有機會看到阿金醫師把好文章集結成書，編排上市，除了要大力推薦之外，還是希望大家「多了解醫師們的付出，多體貼醫療人員的努力」。然後，我永遠不會忘記，身為家屬時，在病房外，看到醫師出來，那種期待又感激的心情。

　　謝謝您，阿金主任！

樂於分享的入世醫者

朱為民
臺中榮總安寧緩和主治醫師
TEDxTaipei 醫師講者

身為一位老年醫學和安寧緩和專科醫師，我的職業說起來，某部分和阿金主任非常接近──我們都常常要面對死亡。

常聽到一句形容，說「醫生都在與死神拔河。」事實上，死亡這件事，並非只是呼吸中止、心跳停止、腎衰竭、腦出血等生理狀況的巨變這麼簡單。同時，死亡還會干擾病人的情緒，擊碎他們的意志，搗亂病人與其他人所有的人際關係，最後試圖剝奪病人本身那個生為「人」的本質。

世界衛生組織（WHO）在對於「緩和醫療（Palliative Care）」的定義，第一句話就開宗明義這麼說：「緩和醫療是要讓病人及其家屬在面對死亡威脅的過程中，增進其生活品質的一種方式。」

由於經常要面對死亡，像我們這樣的醫師要「拔河」的不僅是要讓呼吸延續、心跳復甦、使用維生醫療而已，而是同一時間要在這樣的過程當中，穩定病人及家屬的情緒，聆聽他們的意志，維持周遭相關的人際關係，尊重病人生為「人」的本質與尊嚴，直到最後一刻。

也因此，我當時讀到阿金主任說的「救病人，也要救家屬」這句話的時候，心裡感覺到一分親切與溫暖。縱使那時的我還不認識

阿金主任，但早知道醫界中有一位前輩也跟我一樣，堅持著如此信念而努力著，不由得充滿了喜悅與前進的力量。直到認識阿金主任後，對於這位前輩，只有更加佩服。

阿金主任不僅兢兢業業於自己所熱愛的重症工作，還積極地提攜後進。常常看到他開辦各式各樣的工作坊，不論是醫療專業、醫病共享、演講簡報等，不藏私地把自己會的東西，用盡心力傳給下一代的醫師。

除此之外，阿金主任還是一個樂於分享的入世醫者，常會看到他在臉書上分享醫療知識與常識，甚至是當醫療同仁被欺負的時候，總是可以看到主任第一時間跳出來為醫界同仁發聲。這次，新冠肺炎來襲，阿金主任使用淺白的說明，轉譯許多相關醫學研究與論文，不知安了多少國人的心。

誰能不愛阿金主任呢？

如今，阿金主任要出書了。相信透過這本書，每一位讀者都可以從書裡的一字一句，獲得第一線醫療現場的專業知識，及面對老化與死亡的正確態度。更好康的是，透過這本書，我們可以多認識阿金主任一點。誠摯向大家推薦這本好書。

看見白色巨塔裡的生命樣貌

吳淋禎

澄清醫院護理長

TEDxTaipei 護理講者

醫師跟護理師天生就是要在醫療現場並肩作戰的戰友,但很多醫師和護理師是互看不順眼的,阿金醫師是少數的例外。

以前,我是阿金醫師的粉絲,沒有任何互動的粉絲。當我在臉書說我有一個機會,要跟 TEDxTaipei 2015 年會講者陳畊仲醫師同臺演講時,阿金醫師居然主動私訊我,為我加油,這是我跟阿金醫師第一次互動。我跟他不是醫院同事,甚至他也不知道我是他的粉絲,竟然願意給我鼓勵,這就像在五月天的萬人演唱會中被阿信摸到頭一樣,比中樂透還開心。從此,我從粉絲變鐵粉。

2017 年 5 月 20 日那天,我站上 TED 舞臺為護理發聲,臺灣護理界第一次有人站上這個舞臺,我緊張到講完回家立刻昏死。隔天早上一起床,就看到阿金醫師給我的訊息「護長,昨晚分享您的演講,至今有 3 萬 5 千人看到,有 1600 個讚!當然,要再加上我 1000 個讚,謝謝!」

看到訊息當下,我的大腦還很清醒,但我的淚腺完全失控,我不敢相信有一位醫師願意這樣認真地緊盯護理師的演講,而且立刻分享,還密切關注多少人看。我知道阿金醫師是真心認同護理師,並樂意跟所有護理師站在同一陣線的。我透過模糊的雙眼,吃力地

按著手機按鍵回應「謝謝您對護理的認同。」阿金醫師說「我一直都和護理是好夥伴，還娶了一個回來呢！」從此，我從鐵粉變腦粉。

阿金醫師部落格文章我如數家珍，我想用三個字說明讀者會在這本書裡看到什麼，那就是「真、善、美」。書裡有很多故事都是在醫療現場沒有人會告訴您的，連我看到的時候都不禁覺得「哇，你真敢講！」對，這就是阿金醫師的「真」，不矯情不虛偽不保留地訴說醫療現場真實況狀，毫無保留地告訴您面對醫療現場可以做什麼，應該做什麼，以防成為醫療現場的小白兔或黑名單。

仔細閱讀文章將會發現文章背後有身為一位醫者「善」良的初心，書中很多行為的起心動念不單純讓醫護好做事，或只是讓病人被守護，而是希望醫、護、病、屬（家屬）都得到應有的對待和尊重，即便是工作超過二十年的護理師，很多時候也被「以病人為中心」的思維綑綁，忘記照顧者甚至是其他家屬也應該被照護，心思細膩的阿金醫師卻面面俱到地照護眼前每個人，我想是他善良的初心讓他總是可以溫柔且慈悲。

把書看完之後，建議回頭想想印象深刻的是哪幾篇文章。跟著阿金醫師走進不同的生命故事時，會知道原來不管是醫療人員或照顧者，在白色巨塔裡陪著病人走過這段歷程時，如果好好地善待與尊重，無論結局是什麼，都會是彼此生命中最美好的回憶和祝福。這是醫病之間的「美」，巨塔裡獨有的風景。

白色巨塔裡有數百數千種生命的樣貌，上一秒還隨著末期病人的凋零同悲，下一秒就要跟著康復病人的笑容同喜，歡迎您打開這本書，跟著阿金醫師的故事同悲同喜，感受生命的真善美。

有極限的醫療，沒有限量的溫度

陳偉婷
「醫藥報導沒說完的故事」粉專版主

醫學之父希波克拉底（Hippocrates）有一句名言，說「有時治癒，時常醫治，總是安慰（Cure sometimes, treat often, comfort always）。」傳神地道盡醫師的職責，這也是「阿金師」陳志金醫師給我最深的感動。

醫師除了提供治療服務，跟病毒、細菌、可怕的癌細胞，乃至於跟死神的終極對抗，希望治癒病人，但最關鍵且必須的，應該是視病猶親，給身陷在孤寂深淵的病人安慰。

視病猶親說得簡單，但在當今的醫療環境下，並不容易做到。有限的健保點值對應多元的醫療服務，醫師忙著看診，最常被詬病的無非是「病人為了看醫師，排隊3小時，但只看3分鐘就出診間了！」在如此速食的醫療文化下，醫病溝通當然不容易，沒有好的溝通，就沒有互信的基礎。

陳醫師每天24小時照顧病況最嚴重的病人，必須時時跟「死神」搶人，有時候搶成功，有時候不成功。但醫療必然有其極限，如果是無法治癒的病人，陳醫師就將眼光放在病人的家人。醫師不只是照顧病人，還必須救病人的家人。

身為醫藥記者，陳醫師是很好的受訪者，對於醫病溝通、安寧緩和、器官捐贈等議題，都能侃侃而談。但陳醫師不知道的是，我與他的緣分其實結的更早，他的文章曾經默默的支持我，陪我走過喪親的幽谷，卸除我沒有及早在病榻前陪伴生病家人的愧疚，也化解我因失去親人對醫療體系的怨恨。

病人家屬對醫療團隊的怨，常常來自醫病不對等的知識鴻溝，因為不了解，對預後產生過高的期待，若醫師又解釋不清，更容易增添雙方誤會。要是醫師願意多花點時間做衛教與溝通，不只關心病人，也體會病人家屬的辛苦，醫病都能同理對方，糾紛自然不容易產生。

在陳醫師的身上，我看到了醫病溝通的絕佳示範。透過他的臉書粉絲專頁，不難發現他總是花很長的時間跟病人家屬溝通，安排最適切的醫療處置，也傳遞器官捐贈等遺愛人間的正向氛圍，讓重症醫療脫離冰冷陰鬱，讓陽光透進每個企盼希望的家屬心中。

陳醫師也是一個社會倡議家，當臺灣社會瀰漫著對新型冠狀病毒疾病的恐懼時，他率先喊出「擊垮防疫的不是病毒，而是人性！」呼籲人人要正向抗疫、不要歧視，且針對洗手、戴口罩等衛教工作詳加圖解，化枯燥無趣的知識為幽默風趣的話題。

唐代醫學家孫思邈在《千金要方》說「上醫醫未病之病，中醫醫欲病之病，下醫醫已病之病。」正可謂「上醫醫國、中醫醫人、下醫醫病」，最高明的醫師擅長治療未病之病，防患於未然。總是關注病人、病人家屬的心理，也總帶給社會溫暖煦風的陳醫師，正是「上醫」的最佳示範。

👍 **白永嘉** 急診醫師的眼睛版主、
新竹馬偕急診外科主任

內容豐富、文字深刻、
充滿對病患的關懷。

👍 **呂立** 臺大兒童醫院
兒童加護病房主任

阿金醫師總在面對生命的挑
戰與沉重中，帶給我們溫暖
的睿智與看見。

👍 **李健逢** 奇美醫學中心
病理部部長

阿金的文字炙熱，每每都
在提醒著我醫學應該有的
溫度。

👍 **吳麗卿** 奇美醫學中心
病理部高專

就是喜歡阿金醫師的真實、
善良及對社會的關心。

👍 **柯乃熒** 成大醫學院護理學系
特聘教授

溫暖又能同理病家，多元
又有文化素養的醫者。

👍 **高詩佳** 暢銷作家

這是本兼具理性與感性、醫
學與人生故事的好書，無法
不推薦給讀者們。

👍 **高靖秋** 中華民國護理師護士公會
全國聯合會理事長

第一線的臨床醫師，直擊醫療照護現場，看盡生死人生，堅持
醫者情懷。對於醫護同儕，設身處地為其發聲，關心社會議題，
用同理、中肯、溫暖的文詞，表達理性的辯證。阿金醫師是一
位有溫度的醫師。

陳昇瑋 臺灣人工智慧學校
執行長

阿金是臺灣人工智慧學校的優秀校友。身為金粉的我,一定要推薦這本書!

 連竟堯 門諾醫院發展策畫部
主任委員

阿金醫師透過其獨到幽默但不失專業的方式,來表達醫療,讓重要的資訊被大量傳播與看見,是臺灣網路社群上的一股清流。

 黃軒 中國醫大附設醫院國際中心
副主任、胸腔暨重症指導醫師

這是來自第一線加護病房醫師的真情流露全紀錄。

021

 黃曉峰 臺中榮總婦女醫學部
緩和醫療醫師

醫病之間溝通的最大障礙之一,就是醫師以為他們說的專業訊息,民眾也一聽就能懂能記住,而民眾也以為他們說的期待,醫師一聽就了然於胸。

 張志華 新光醫院
急診醫學科主任

阿金出版,品質保證。

張書森 臺大公衛學院副教授

在新冠肺炎疫情中,阿金醫師一篇篇的臉書貼文,不但推廣專業正確且實用的防疫知識,又鼓舞人心,得到超高網路聲量。這本『含金量』十足的書,集結阿金醫師最精華的文章,正向、溫暖、動人又兼具醫學知識,我衷心推薦。

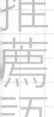

 葉丙成 臺大電機系教授、無界塾創辦人

真性情的好醫師，有溫度的故事，值得各位細細品嘗。

 楊為傑 白袍旅人版主兒科醫師

最溫暖又最有智慧的重症醫師，兼顧理性與感性的溝通達人，在冷冰冰的醫學之外，依舊保有人性的溫暖。看似不可解的難題，陳醫師總是舉手投足間把潛在的衝突化解於無形！

 蔡依橙 亞洲心臟影像醫學會先天性心臟病工作組顧問

積極、有趣、正向的陳志金醫師，終於出書啦！

 溫怡玲 科技生態發展公益基金會副執行長

化繁為簡、深入淺出且洞悉人情，為白色巨塔開啓一扇醫護與社會對話的窗，這是大眾所熟悉的 ICU 醫生陳志金。他持續追求新知，鑽研人工智慧，投入科技與醫療的跨域創新及應用，則是阿金醫師較不為人熟悉的貢獻。字裡行間，阿金醫師的熱情、正義感及行動力躍然紙上，誠摯推薦本書給各位。

 劉沁瑜 輔大營養科學系副教授

陳醫師在第一線工作，不僅處理病患的疾病，也體察病家的心情。在健保制度如此艱困環境中，是為難了他、也難為了他。期待新書出版，可以讓醫病關係更和諧、讓臺灣更好。

蔡佩珊 臺北醫學大學國際長

This is a brilliantly written and informative book. It is a book of remarkable scope! Dr. Tan's passions can make a difference to the society that we live.

（編譯：這是一本精采絕倫又詳實專業的書，更是一本意義非凡的著作。阿金醫師的熱情，將能為我們生活的社會帶來改變。）

蔡宇哲 臺灣應用心理學會理事長

阿金醫師是個暖心熱血的好醫師啊！

蔡明順 臺灣人工智慧學校營運長

阿金醫師是臺灣社會的正能量。不僅是優秀的醫師，也是具有改革熱情的工作者。致力推動良好的醫病溝通，擁有豐富且創新的經驗。這本書正是他這些年，一路走來的紀錄。

蘇慧真 奇美醫學中心藥劑部部長

人性在醫療的面前，也許是善，也許是惡。阿金的文字讓我們知道這沒有對錯，他暖心的觀察與貼心的引導讓我們卸下防衛，面對恐懼，也重新再投入醫療。

鍾瑩瑩 錦鯉女王

生老病死是每個人、每個家庭都要面對的課題，由阿金醫師淺顯易懂的文筆來引導大家再適合不過了。

易位思考，找回醫療的溫度

陳志金

2002 年，我進入胸腔醫學與重症的領域，隔年就遇到了SARS，歷經了臺大醫院創院百年以來首次的急診關閉時期。即便度過了那段醫護人員隨時會被感染、隔離、甚至是死亡的疫情，我還是選擇繼續留在加護病房，從事重症的工作，一待就快 20 年。

重症醫師無法選擇病人，只能被動地接受全院最嚴重的病人，而且是處於沒有退路的懸崖，要嘛就把病人救活轉到病房，要嘛病人就得從自己手中往生。電影電視裡的那種奇蹟不常有，現實生活中，每十個病人就有大約兩個人，無論如何努力救治，還是只能眼睜睜的看著他離開。生命從指縫中溜走的感受，重症醫師最懂。身為鬼門關前的守門員，24 小時都得繃緊神經、戰戰兢兢、緊張兮兮，不僅給工作夥伴帶來壓力，也連帶影響自己的家庭生活。

曾經，我會抱怨醫療環境不好，但自己又無力改變環境，於是變得自艾自憐，甚至開始退縮，由於害怕病人病況惡化、擔心醫療糾紛，對工作夥伴有諸多要求，自然成了護理師眼中那個「非常機車」的人。寫出來的文章也是抱怨居多，活脫脫就是一位憤青！

直到我遇到了恩師林宏榮院長，他帶領著我進入病人安全與醫療品質的領域，我才學習到要把病人顧好，不能只靠自己一個人，需要有一個好的團隊，要有好的團隊合作，於是我推動醫療團隊合作（TRM），把加護病房當一個「家」來經營。從此之後，和同事的相處變融洽了、病人的照顧也更得心應手。後來，我開始了全臺

灣走透透分享 TRM 的日子（很像在傳教），因此有「TRM 教主」的稱號。我喜歡像這樣的分享，寫部落格和臉書文章也是在分享。

經歷十幾年加護病房的磨練，我學會用不同角度看問題，學會用正向看待大家口中的「奧客」「天邊孝子」和 VIP，原來他們都只是在乎、內疚、自責與擔心，大部分是沒有惡意的，這些行徑只是出於對醫療不了解的忐忑。透過這樣的易位思考，我逐漸就同理家屬錄音、求助神明的行為背後的想法。以關懷出發，正向轉念的看待，就能化解彼此的對立，讓家屬感受到我們是站在同一陣線，我們的共同敵人是「疾病」，而不是彼此，這樣才能成就雙贏。

在加護病房裡，我也學會了如何面對死亡、如何放下，學會了「歹活」並不一定是人人想要的，「善終」有時候更是難得。面對無法救治的病人，我也不再感到挫折，試著讓病人得以善終的同時，我的治療對象會轉變成家屬，協助他們解除內疚與自責。「救病人，也要救家屬」成了我座右銘。

當我了解到，生命走到了盡頭，會以另一種形式開始的時候，促成我與團隊推動「安寧善終」與「器官捐贈」的進行。為了協助家屬進行困難的決策，我們開始推動「醫病共享決策 SDM」，醫護和家屬共同面對問題，讓他們透過正向轉念，更有信心的去做一個，將來不會後悔的決定。

有人問我「與其花時間寫作，為什麼不去寫論文？」其實，我有。但我寫論文除了升等，對社會並沒有太大的幫助，所以就更專心改寫臉書和部落格了。若以醫學論文來看，我寫一篇也不太可能有幾百個人看，被引用次數可能也只是個位數。不過，我臉書貼文單篇觸及率可高達 460 萬人、有 3 萬 3 千次分享。

套一句醫界的行話，這個雖然我寫的文章沒有 Impact factor（影響系數，用以計算醫學期刊，其論文被引用的頻率，代表著期刊的影響力，是目前升等的重要憑據），但是有很高的 Impact（影響力），尤其在發現我的文章，竟成為偶像劇裡的橋段時，感受更深刻。其實，我透過文字發揮的影響力，是讓更多民眾了解重症醫療的種種，拉近彼此的距離，促進醫病的溝通。

有時候，為了提醒大家珍惜醫療資源、珍惜醫療人員的付出，我會寫一些比較嗆辣的文章。文章 PO 出去後，偶爾也會自我反省，總覺得可以再用更正向的方式來表達訴求。

不過，大概也因為這樣的直率個性，不只《天下雜誌》幫我做了一篇專訪，原水文化出版社也來接洽。尤其感謝原水文化總編輯林小鈴兩年來不離不棄的邀書，總算談妥了出書計畫，還有企畫編輯蔡意琪的超強整理能力，把我零零散散的文章理出一個脈絡，還要忍受我的拖拖拉拉，沒有她驚人的意志，無法催生這本書。

我很慶幸自己有一個不一樣的成長環境，因為曾經走過，所以讓我可以很容易就體驗別人的痛、別人的無奈（就是所謂的同理）。我花了二十年，自己摸索、整理分析這些個人經驗，希望能夠對醫療人員有所助益。

對於一般民眾，這本書，也許能夠讓你了解，醫療是有其極限的，能夠安寧善終，其實是很難得，面對無常的到來，不必太內疚、也不必對自己太苛責。更需要了解的是，哪些行為可能會不經意的築起醫病對立的圍牆，哪些行為又會讓你自動升級成醫療人員心中的 VIP ？

　　新書出版之際，正好碰上新冠肺炎，我以過去 SARS 經歷，能預先看到一些問題，樂於和大家分享。我知道人性的恐懼可能帶來負面影響，而提早呼籲。對疫情愈了解，就愈能減少恐懼。多一分包容、多一分體諒，就能更順利度過疫情。有人說我這是在帶風向，是的，沒錯，我就是試圖以文字，帶動一股「善良」和「正向」的風向，最好要取代恐懼與撻伐。很欣慰的是，我的文章確實發揮了一些影響。

　　根據《QSearch》的「新冠肺炎粉專影響力」意見領袖粉專排名調查（http://qsear.ch/9a119b），我經營的臉書粉專「ICU 醫生陳志金」僅次於蔡總統與衛福部，名列第三。另外，根據《DailyView 網路溫度計》透過「KEYPO 大數據關鍵引擎」調查，有關新冠肺炎的社群平臺聲量，防疫期間值得信賴的臺灣 10 大專業醫生，「ICU 醫生陳志金」也排在第三（https://dailyview.tw/Daily/2020/02/23）。

　　在《DailyView 網路溫度計》報導中的評論提到，「善於觀察生活大小事的 ICU 權威醫師陳志金，在新冠肺炎傳染事件爆發後，他除了緊跟疫情動態，也看到防疫人員不眠不休的辛勞，不僅感心大讚衛福部長陳時中和相關醫護員，也在一片負面、低壓的社會氛圍中點出防疫帶來的正面意義等，溫暖許多人。」我覺得，這給我的文章下了一個很好的註解。

　　說實在的，看到自己那張「戴著口罩」在談「如何脫口罩」的照片，被到處貼在教室、診所、藥局、銀髮人俱樂部門口或廁所外面時，一種莫名的成就感油然而生。我始終期許自己，無論在什麼位子，都要當個有溫度的人。希望你在閱讀這本書的時候，也能夠感受到這個溫度。

我是一位重症醫師

頭一次放假超過 2 個星期那次，還是覺得很不可思議，那是擔任重症醫師 15 年來，最奢侈的幾個日子。雖然很對不起仍在 ICU 中水深火熱的護理師姐妹們，還有辛苦 cover 的醫師同袍兄弟們，不過，我得老實地說「放假的感覺真好！」

我的假日，可能不是我的假日！

吃飯時、洗澡時，手機不用放在旁邊。睡前，甚至可以喝一罐芒果啤酒。同行都知道，在上班的日子，芒果、鳳梨都是大禁忌，雖然我是不怎麼迷信啦，但寧可信其有，舉凡與「忙」或「旺」同音的食物，都不能碰。

喝酒嘛，是我個人禁忌。不是擔心要開車騎車，因為我就住在醫院對面，走路 3 分鐘就到，若加上梳頭髮的時間，從接到電話到出現在 ICU，就是 5 分鐘。萬一三杯黃湯下肚之後，剛好被 call 去解釋病情，被家屬聞到酒氣，麻煩就大了。

不過，我正在放長假，應該真的不會被 call 回醫院了。不用上班的日子，反而想要早一點睡，12 點還不到，就上床了。不用照慣例把手機放在枕頭邊，突然覺得這張床，怎麼變得這麼寬這麼大，大概是因為不用靠著手機這邊睡吧。

隔天早上不是手機鬧鐘聲叫醒我的，而是睡到自然醒。醒來不需要馬上打開手機看看有沒有半夜漏讀的簡訊。雖然大部分時間都不會有，因為簡訊一震動，我就會從睡夢中起來看了。難得可以當個稱職的老爸，去把兒子虎虎叫起床，看著他穿上制服的模樣，才發現虎虎穿上制服這麼帥啊。

和太太一起送虎虎去上學，才知道這個時間路上會塞車。很奇怪，即使塞在車陣中，我的心情還是很愉悅。接著，我們夫妻就悠閒的一起享用早餐，終於不需要在電腦前、邊看病人的抽血結果，邊吃御飯糰配瓶裝麥片飲，當然也不用狼吞虎嚥、3 分鐘內吃完。原來，這就是不趕時間、慢慢吃早餐的享受。

看早場電影，是另一種奢侈，不是因為空曠的電影院內沒有其他人的干擾，而是不用一再解鎖，確認手機有沒有訊號。以前最怕去到沒訊號的地方，深怕醫院 ICU 會聯絡不到我。有時，看電影看到一半還要藉故上廁所，出來「找訊號」。終場時，永遠衝第 1 個，一到場外就回撥電話到 ICU，看看有沒有人在找我。

即使休假中，走出電影院的剎那，還是本能地打開腰間的手機套。啊，我居然沒有帶手機，原來昨天已經換成相機了。太久沒有放連續假日的感覺了，因為重症醫師很少有連續假日，當然遇到要補班的日子，也不會特別憂鬱，我們本來星期六都在上班啊。

我面對的，總是天人交戰的關鍵時刻。

我是重症醫師，不是所謂五大科（內／外／婦／兒／急診）的重症醫師，而是真正的重症醫師。一天 24 小時，一年 365 天，除了假日（但也很常被 call 啦）外，隨時 on call 的 ICU 加護病房醫師。

加護病房的醫師，治療的是「重症」病人，不過，通常沒有時間出來澄清，媒體一直在報導的五大重症科裡，並不包含像我這樣真正的重症醫師。

我主要負責腦中風或腦損傷的病人，一天到晚跟死神搶時間。工作 18 年以來，為了病人（或說家屬），我幾乎不曾離開過臺南，即使是周末或假日。如果有不得已需要到外縣市，我就會請假（就算是假日還是要請假），請同事代理我的工作，當然要把薪水給他。

對於病情的解釋，我有我的堅持。在醫療上，我是一位專業的重症醫師，但面對無助的家屬，我期待自己更接地氣，當自己的親人躺在加護病房、意識不清時，我或許是他們唯一的浮木。我曾經在 30 分鐘內，對著陸續抵達的家屬重複說明三次病況，甚至花上兩、三個小時，只為了把病情解釋到家屬明白為止。

即使有其他醫師當值，需要我時，我還是隨 call 隨到。我的衣服口袋裡（不只醫師袍，便服也如此）永遠放著重症患者的資訊，包括病情更新、注意事項，甚至關鍵時刻該找哪一位家屬，我都寫在一張 A4 紙上，隨身帶著。太太都說我了解病人多過她與兒子。

就算救不了病人，我也要想辦法救家屬。

我是馬來西亞人，但是有臺灣永久居留證。1991 年飛來臺大醫學院讀書，如今我已經成為臺灣女婿，在這裡落地生根。還記得畢業後加入臺大醫院胸腔科，才當上總醫師沒多久就遇到 SARS 風暴。那時臺大醫院創院 100 多年首次關閉急診，只剩胸腔科和感染科留守，包括我。那陣子倍感生命無常，讓我決心投入重症領域。

當初立志從醫，是想找到母親離世的原因。印象中，母親身體

一直很不好，我家住在馬來西亞吉隆坡郊外的小鎮，每次看醫生都要搭 1 個小時的公車。後來，醫師幫母親安排手術，只是必須等待。母親等了整整兩年，卻在開刀前一天過世了。

那時，我才高二，17 歲。徬徨無助，甚至很氣自己在這段期間不夠貼心。當醫生，只想搞清楚問題到底出在哪裡。但直到自己成為醫生，投入重症醫療的領域，才知道母親的離世，可能沒有正確答案，因為醫療有太多的不確定性。很多時候，不是想救就救得了的，但救不了病人，就要想辦法救家屬。

重症患者的家屬，經常面臨家人長期昏迷要做抉擇的時刻——氣切或拔管。氣切，代表的是長期照護的未來，等於要繼續投入高昂的醫療資源。拔管，代表放手，等於讓患者回歸自然，迎接可能的死亡到來。選擇沒有對或錯，對家屬來說，每一個決定都是天人交戰，醫療團隊要想辦法從旁協助。

於是，2016 年開始，我與團隊開始以「醫病共享決策 SDM」的模式，和正面臨抉擇的家庭開會，我鼓勵能參加的家屬都來，不只在會議前先做線上問卷調查，評估需求，會議中更透過模型解說，有時 1 個會議 3 小時跑不掉，主要目的是盡可能消除醫病間資訊不對等，還要讓家屬感覺到我們與他們站在一起，即使每一步都走得很艱難。

從 2015 年開始，我從部落格寫到臉書專頁，什麼主題我都寫，跟著時事，跟著流行，跟著社會議題，從非洲豬瘟、總統大選、醫病關係到新冠肺炎，不過，最主要的目的只有一個，期待有更多人透過我的文字，同理醫療人員、病患與家屬的立場，了解重症醫療裡的關懷與溫度。如今，初衷依然沒有改變。

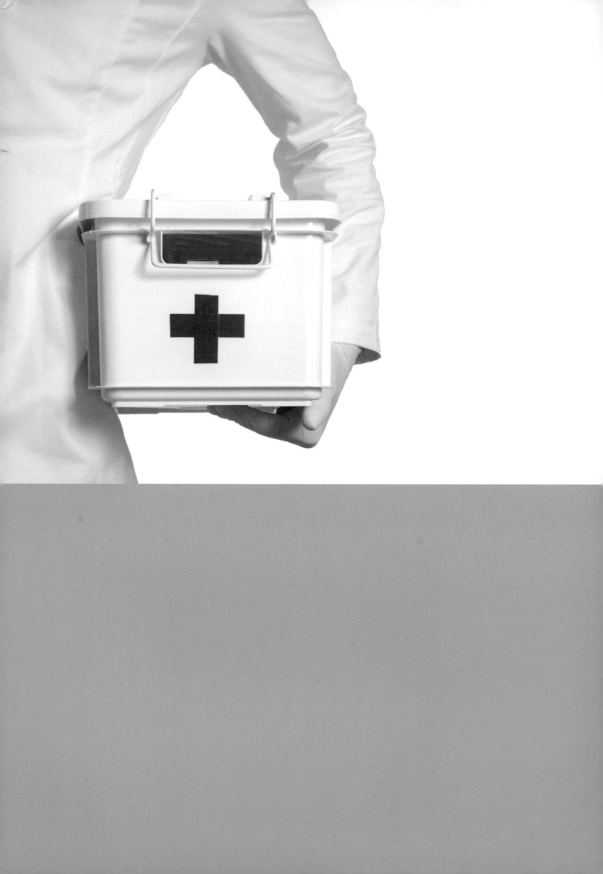

熱血暖醫

PART 1 我不是在 ICU 裡
就在前往 ICU 的路上

救救鬼門關前守門員
重症醫療**斷層危機**

這絕對不是危言聳聽。

專門收治最難醫治病患的「重症醫療」卻長期被忽略，只有在重大災難時，才會偶爾被提起，才能被聽見求救的訊號。當每個人都有機會使用到的重症醫療，沒有醫師願意投入時，該怎麼辦......

在醫師的養成過程中，經常會聽到不同階段的感嘆：

Clerk（見習醫師）「一覺醒來就變 Intern（實習醫師）了！」

Intern（實習醫師）「一覺醒來就變 R（住院醫師）了！」

R（住院醫師）「一覺醒來就變 CR（總醫師）了！」

CR（總醫師）「一覺醒來就變 VS（主治醫師）了！」

這些感嘆看似「咻！」一下就跳到下個階段，但過程很不容易。在醫學系五六年級當見習醫師時，還是標準學生身分，不能參與臨床。六七年級成為實習醫師，雖然仍是學生、不能獨立開處方，但可以臨床助理的身分工作，醫師袍上也繡上「醫師」兩個字。畢業後，考上醫師執照、分科後成為住院醫師，這時可以獨力照護病患與擬定治療計畫，然後熬到第四年、第五年，升為醫院中最強戰力的總醫師（住院醫師）。接著，考取專科執照、開始看診、收住院病患等，成為完全獨立的主治醫師。

當了主治醫師，才開始學當主治醫師

十幾年的青春就這樣過去了。有人知道「哪一個階段的轉變最可怕嗎？」我個人認為是從總醫師到主治醫師這個階段。前面幾個階段，雖然身分上、責任上或工作上多多少少有些改變，但都會有更資深的醫師在旁「監督」與「指導」，只要願意多學多看多聽，藉此累積經驗值，為接下來做準備。

唯獨「主治醫師」沒有。每一位主治醫師，在當上主治醫師（VS）之前，都沒有特別受過什麼「主治醫師訓練」，原來，大家都是「當了主治醫師之後，才開始學當主治醫師的！」因為當上主治師的第一天，所有的師長也在一夕之間變成了「同事」，說直接一點，就是變成他們的「競爭對手」。

從此之後，就要和他們分「提成」、分「檢查時段」、分「手術時段」、分「教學績效」，還可能會跟他們「搶病人」。就有的科部規定，一旦升上主治醫師，就馬上被「外放」到其他院區，主要考量不言而喻。要不遇到比較有規畫的科部主管，則會讓第一年主治醫師，留在自己科部內一年，學習「如何當主治醫師？」然後才會被外放。

有些新科主治醫師會覺得這一年是被「ㄠ」。因為最資淺嘛，總是要幫忙科部內的瑣事，通常收入也比較低，當然想要趕快出去「闖」一片天。但是我個人倒是覺得這 1 年正是「學習」的最重要時機點，畢竟突然要獨當一面，肯定還是會遇到很多課本沒寫的疑問，學長們是最好的後援與討論對象。叫一聲學長、老師，謙虛一點，大部分都還是會出手相救的。

尤其會診看不懂、門診不確定、刀開不下來時，更需要師長的救援。被外放的主治醫師，沒有熟識的人可以問，就只能自力更生、自求多福了。資深的主治醫師或主任願不願意出手相救，真的是看交情和科部內的風氣了，對於「空降」的 Young V（主治醫師）最能感受這種徬徨。某些「一人科」或下鄉服務的，一覺醒來，就是主任或代理主任，那種孤單，更是可怕。

重症醫療正面臨醫師斷層危機

身為重症醫師，每天在與死神拔河，更能體會那種無助的感覺。然而，愈來愈少人願意體會這種感覺了，因為願意來重症醫療的專業醫師愈來愈少。只是民眾會去關心的是某醫生緋聞對象或小三是誰，卻沒有人看到醫療斷層背後隱藏的危機。每個人都有機會使用到的重症醫療，要是沒有人願意投入時該怎麼辦。

這絕對不是危言聳聽。急診崩壞大家早已經在關注（可能因為新聞事件真的很多），產科醫師缺乏時有所聞，但真正的「重症醫師」卻長期被忽略，只有在重大災難時，像是 SARS、流感、登革熱、塵爆、地震、火災……，或類似 2020 年初的新冠肺炎（COVID-19）時，才會偶爾被提起，才能被聽見求救的訊號。

2016 年，胸腔暨重症次專科的報考人數創下歷史新低，只有 38 人而已，申請訓練的醫師人數也只有 26 人。可以想見未來的報考人數，沒有最低，只有更低。

對我們這些資深的胸腔科醫師來說，簡直就是「怵目驚心！」回顧歷年來的報考人數，由 2000 年起每年報考人數仍有 60 人以上，最高峰還曾經達到 102 人，然而 2013 年開始曲線急速下墜，倘若持續這樣下去，不用幾年，重症醫療真的會崩壞，老驥凋零而新人幾希。

重症醫療是醫院的核心能力，是醫院所有醫療的後盾，專門收治狀況最不好的病人。理論上，醫院應該備好充沛的物資與人力，讓加護病房的醫師無後顧之憂的和死神打仗。

實際情況卻是加護病房宛如各大醫院的「領帶夾」，有需要時才會被想到、拿來用。即使對外說「有多好多完善的重症醫療照護系統」，但加護病房往往是被冷落的單位，不論是新儀器設備的採購、專業人員的培養，通常都不在醫院的優先考量中。

胸腔醫學會余忠仁理事就說到，「報考人數代表的意義是『選擇進入胸腔暨重症領域的新進醫師急速減少』，新血減少最直接衝擊的就是加護病房的照護品質，沒有足夠的專業醫師。」

他想起自己還是年輕醫師的時代，重症醫療是新興領域，吸引許多醫師加入，畢竟，把人從鬼門關前救回來，甚至讓一個垂死的人回到原本的人生，是當醫師最大的成就感。在加護病房的醫師壓力大責任重是理所當然，但真正造成新血卻步、不願投入的主因，還是醫療糾紛與醫病衝突暴增。

照顧重症病人的醫師時薪＝1杯中杯美式

各位可能很難相信，在醫院裡照顧全院最危急的病人、沒日沒夜（隨 call 隨到）和死神在拔河、人稱「鬼門關前的守門員」的重症醫師的時薪，竟然只等同於1杯超商美式咖啡的價格，依健保給付的重症診察費，每床每天為897點，換算下來的時薪就是37元而已。這還是醫學中心的給付，地區和區域型醫院可能更低，而且這是在點值還沒打折、也還沒被核刪的前提下。（註：這是2016年的資料，2020年點數已有調升。）

ICU 是24小時都有醫師值班的。健保的給付當然不夠付醫師薪水，不足的部分當然是由醫院額外補貼。就連值班費也是醫院另行支付，健保並沒有給付需要24小時值班的重症醫師的值班費。有鑑於此，重症單位通常都是醫院的賠錢單位（至少都要倒貼2到3成），經常會被拿出來檢討，不堪虧損的醫院，關床時有所聞，造成許多年輕醫師不願投入瀕臨滅絕的重症醫療。

內科醫師不願意投入重症更是原因之一。雖然衛福部說，內科在2012、2013年時，吸收新血僅6成左右，但2014年與2015年都已經提升超過8成。由於胸腔暨重症醫學屬於次專科，新進醫師都要先經過內科至少四年訓練，所以報考人數低，故衛福部合理推斷，大概是前幾年內科人力不足所致。

胸腔暨重症專科的人數下降，是受內科總招收人數影響，只是部分原因，事實上，內科醫師愈來愈不願意投入重症了。因為即使內科招收比率已經從60％上升到80％，胸腔重症的人數不僅持續下

降，其占內科的比率也繼續下滑（從 31.7% 降至 14%）。也就是說，原來還有約 3 成的內科醫師會選擇胸腔暨重症，後來只剩下 14% 願意投入了。

要達到高品質的重症醫療的成本高昂，甚至遠高於收入。依據健保署統計，臺灣加護病房共有 7000 多床，但一旦出現重大疫情或大量傷患時，卻總是一床難求，這是因為有足夠能力處理重症並真正有效運作的加護病房病床根本不到三分之一，以致這些床位每床都虧損 2 到 3 成。

由於健保的施行，就是為了保障危重症病人接受應有的醫療照護，因此加護病房最主要的收入均來自健保給付。明明是醫院裡最花錢的單位，健保的給付卻明顯偏低，長期不支持甚至漠視重症醫療。若沒有人來解救重症醫療的斷層危機，哪裡有足夠的醫師與資源，幫助這些患者和死神拔河。

阿金醫師在說，你有沒有在聽！

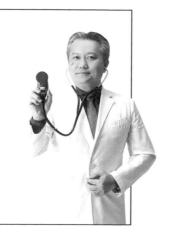

　醫師的養成過程很不容易，從讀醫學系到成為主治醫師，得歷經好幾個階段，重症醫師更是如此，只是愈來愈少新血願意投入重症醫療了。

　重症醫師專門在搶救危及的性命，然而我們自己的處境也是岌岌可危。持續擴大的困境，再接下來要面臨的恐怕就是重症醫療的崩壞。期待本書的出版，能夠讓人更了解重症醫療，讓更多醫師願意投入。

用『糖』治療
天邊孝子症候群

天邊孝子症候群是最常發生在重症患者家屬身上的併發症。
加護病房裡住的，是面臨生死存亡關頭的病人，有的正在努力地和死神
搏鬥，企盼抓住一線「生」機，但有的病重患者可能無法支撐下去了，
這時候，就得靠家屬（通常是晚輩）來選擇「接下來的路，該怎麼走下
去？」偏偏天邊孝子一出現，原定計畫就可能整個翻盤！

　　重症病人經常會有「突然冒出」「住在遠方」的孝順女兒（當
然也有可能是兒子啦，但真的比較少），他們專門在挑剔醫療團隊
的治療，和責怪平日陪在床榻旁照顧的兄、嫂、弟、姐、妹、媳等，
一天到晚都在埋怨他們「為什麼要選擇放棄！」

　　即使患者已經走到了疾病末期，幾乎就要回天乏術，甚至大部
分的親屬都達成共識，決定要讓老先生或老太太善終，但是這位天
外飛來的孝女（或孝子）仍然會堅持「要救到底！」結果，就是讓
老人家身上插滿了管子、接上機器，或 CPR 壓得肋骨斷了好幾根、
七孔出血，不得如願「好死」。

　　這熟悉的情景不只電視上在演，醫院也天天上演，我長期在重
症醫療現場，更是見怪不怪。其實，這種情形國內國外都有，而且
多的不得了。國外早有個專用名詞來稱呼——來自加州的女兒症候

群（Daughter from California Syndrome）。當然，在加州的醫師聽到就很不服氣啊，他們會說自己遇到的是「來自芝加哥的女兒症候群（Daughter from Chicago Syndrome）」，還有人說是來自紐約的。

在臺灣的話，就南部的醫護會說孝子孝女是來自臺北的，臺北的醫護就說是來自高雄的，對我來說，來自南部北部都不是很重要啦，說通通是「澳洲」來的（哈）也很恰當呀。言歸正傳，我個人認為林秀娟教授的說法蠻貼切的，而且也不會得罪人，統稱叫做「天邊孝子症候群」。

有「天邊孝子症候群」的孝子孝女，不僅會增加醫療團隊或原來照顧者的困擾，也經常是推動善終的最大阻力。只是世界無奇不有，天邊孝子無所不在，再怎麼樣，他也稱得上患者家屬之一，不可能視而不見，不理不睬。為此，我為這個症候群歸納出 5 個特徵，想了一個口訣——SUGAR（糖），只要逐條處理，各個擊破，就是化解（治療）之道。

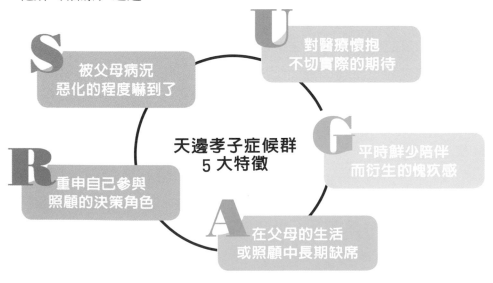

天邊孝子症候群 5 大特徵

S — 被父母病況惡化的程度嚇到了

U — 對醫療懷抱不切實際的期待

G — 平時鮮少陪伴而衍生的愧疚感

A — 在父母的生活或照顧中長期缺席

R — 重申自己參與照顧的決策角色

Surprised by the scale of deterioration.
（被父母病況惡化的程度嚇到了）

因為遠在天邊、太久沒有回來看父母了，印象可能還一直停留在離開時的樣子，明明上一次（可能是好幾年前的事了）見到父母還健健康康，怎麼再看到，就是眼前這般「病危」、已不成人形的模樣。驚嚇過度，自然無法接受。

這時候，醫護需要做的是協助他們度過否認期（＝驚嚇期）。明白且耐心地告訴他，隨著年紀增加，患者歷經多少次疾病、住院或手術、搶救。如今能等到他回來，而且這麼孝順、這麼有成就，應該「可以放心了。」畢竟，承受過這麼多痛苦，很累了，如果可以的話，要幫助長輩平順走完人生必經之路。

Unrealistic expectation.
（對醫療懷抱不切實際的期待）

因為太久沒有關心、沒有回來看父母，內心的自責與愧疚是必然的，於是把這些都轉為對醫療有不切實際的期待，例如，以為只要急救到底，自己的父母很快就會「好」起來，變得跟以前一樣健康，可以行動、可以進食……，然後他們就可以繼續當孝子孝女，彌補自己過去的漠不關心。

總之，諸如此類的想法，就是很「不切實際」，這都要靠醫護的協助，不只要依上述所說的告知真相、陪他度過否認期，還要想辦法降低他內心的自責與愧疚，最有效的方式就是「肯定他的付出」，什麼都好，就是給予肯定（詳情請接著看下去）。

Guilty feeling.
（平時鮮少陪伴而衍生的愧疚感）

因為嫁到遠方、工作繁忙、離鄉背井等理由，以致無暇常常回來看父母。雖然都有依照「廣告」的建議，購買昂貴的雞精、麥片、維骨力，來代替他孝順父母、照顧父母，但看到父母現況，總會因為無法陪伴而衍生自責感與愧疚感，最好方式就是逃避事實（否認現況），與把責任轉嫁到別人的身上（開罵）。責罵，是反應自己內心的不安與內疚。

內心的自責感與愧疚感是「天邊孝子症候群」發病的最大關鍵，想要徹底解除這個關鍵因子，最好的方式就是肯定他們的付出，最好用的幾句話就是：

「沒看過像你這麼孝順的女兒／兒子。」
「住那麼遠，還那麼掛心父母的身體，真的很難得。」
「平日就花大錢買補品，現在還放下工作大老遠趕回來！」
「你父母／家屬都說，你真的是最孝順的那一個。」
「有這麼一位孝順的女兒／兒子，他一定也很欣慰。」……

先動之以情，等他眼淚流下來之後，再視情況把他拉回現實「可是啊，人畢竟會老……。」總之，他的挑剔與指責都只是想表示他有在關心患者，就根據這一點，一定要給予肯定。醫護不必因此生氣或叫起來教訓他平日就要孝順或陪伴等，因為這些都不會是天邊孝子想要聽的。

Absent from life or care of the patient.
（在父母的生活或照顧中長期缺席）

除了一直用昂貴營養品來代替自己照顧父母的天邊孝子，也有那種定時寄錢要其他兄弟姐妹肩負責任的子女，他們都在抱怨「明明交代要買最好的給父母，怎麼會照顧成現在這個樣子呢？」很多當人家媳婦的，對大姑小姑這樣的指責都不陌生吧。這時候，要記得在其他照顧者（家屬）面前，肯定主要照顧者的付出，畢竟生死交關之際，醫護說的還是比較有說服力。

「你的嫂嫂很用心在照顧耶，如果不是她這麼用心，不太可能活到這個時候啦。這個病住在家裡是很難照顧的，我沒看過像你嫂嫂照顧得這麼好的。」要記得，我們都是同一陣線的，都是一起要為病人好。想辦法替主要照顧者解圍，他才不會為了不想被罵，把矛頭指向醫療人員。

我們對所有「有付出」的人給予肯定，也要協助他們解除「內疚」，他們才不會不理性的把「內疚」轉換成對醫療人員的挑剔與不滿。同理他們、肯定他們、讓他們知道，我們也在為他們的父母（長輩）想辦法，大家是同一陣線的。

Reassert role as an involved caregiver.
（重申自己參與照顧的決策角色）

天邊孝子回來後，通常會重申自己對父母醫療的參與感和主導權「我希望能用最好的藥，自費也沒關係。」這種絕對要配合，自費的白蛋白、營養品、敷料……，都是很不錯的，用他自己帶來的

珍貴精油去按摩，當然也很棒，讓他花點錢（因為這確實是他目前唯一能做的啊）有助於解除內疚。通融他多一點時間訪視與陪伴、讓他參與洗澡或照護，是給他一些補償的機會。網友說，這叫「從天邊到身邊，把動口改為動手。」

當然，為了尊重他的意見，要召開家庭會議，一方面是肯定大家的付出，也是代替父母感謝這位孝順子女，讓父母可以放心的走上人生必經之路，最後再將大夥拉回來，回歸到病人的現實狀況來做說明與討論。網友說，這是「糖衣苦藥」，先以糖衣包裝，再來談苦藥，比較能吞得下去啦！

天邊孝子症候群被引用在偶像劇《實習醫師鬥格》的橋段裡。

阿金醫師在說，你有沒有在聽！

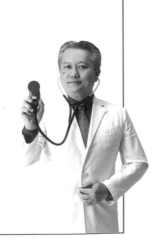

　　每位家屬都是關心患者的，每位家屬都是跟醫療團隊站在同一陣線的，即使有天邊孝子症候群。

　　天邊孝子的咆哮、質疑、不合作等，多半都是「SUGAR」造成的，別一開始就下猛藥糾正，而是要逐條處理，各個擊破，才能化解，最重要的是能幫助他們面對現實，還能不傷和氣喔。

　　我們應該正向看待天邊孝子：會挑剔的，代表他們在乎。他們的付出需要被肯定，醫療人員要協助他們解除內疚與自責。

搶當**醫院** VIP
是好，還是壞？

在醫療上，我把喜歡關說、走後門的人，稱為「VIP 症侯群」。
雖然每個人一天都是 24 小時，但 VIP 的時間就是比較寶貴，他們通常
就是「不能等！」因此什麼都要求快。這樣不只是干擾醫療人員、浪費
醫療資源，而且對自己幾乎沒有任何好處。……

日前有製作人公開抱怨，說「我都已經關說了，為什麼病還是沒有好？」在我看來，這一點都不奇怪啊，關說不只「無法」把病治好，還可能有害無利。在醫療上，我把這種喜歡關說、走後門的人，稱之為「VIP 症候群」。說真的，愈是愛關說的 VIP，下場往往愈不能如他的意（我不敢說是愈慘啦！）當然，我可不是隨便恐嚇，而是基於以下幾個原因。

迷信權威，非名醫不可

VIP 都很迷信名醫和權威，除了不願意等待，還會指定非某某某來開刀不可。我必須提醒一下，請務必相信自己的主治醫師的建議，他才會知道誰比較會開刀。在醫院裡，職位愈高的醫師，通常離臨床經驗愈遠。總醫師和年輕的主治醫師，不只技術最熟練，體力也最好。

既然不能被 VIP 指定，年輕醫師也只能暗自在內心竊喜「上帝會保佑你！」大概沒有人會自告奮勇去碰 VIP 的啦。簡單一點想，總統的權力這麼大，他並不會指定交通部長來幫他開車吧。這也是為什麼國家元首每年做健康檢查的時候，醫院通常只敢讓院長做「量血壓」這個工作。

不容許有些微差錯

既然 VIP 要求零失誤，醫護只好捨棄「最好」但「有一點風險」的治療，改用「比較沒有風險」但一定「不是最有效」的處置了。網友提供一個很棒的故事當例子。

某 VIP 罹患俗稱皮蛇的帶狀皰疹，很痛苦所以來求診。醫師一開始是建議開嗎啡，但有人反對，說怕抑制呼吸，退而求其次開 NSAID（非類固醇消炎止痛藥），又有人反對，說怕會過敏、傷胃、傷腎，最後，只能用普拿疼。（有時候，普拿疼連牙痛都止不了，更何況帶狀皰疹的神經痛，但是，就比較安全嘛！）

因為不容出錯，VIP 只能得到醫療人員依法行醫的治療（基本上都有做，以不出錯為原則），並不能得到醫療人員「全心全力」「全力以赴」「掏心掏肺」的對待。

插隊，還插在「錯」的時間

有時候，插隊並沒有什麼壞處，但硬是要醫護人員配合在半夜或下班時間「加做」，就等於暴露在「非標準人力與設備」的情況，當 VIP 堅持，醫療人員也只好「拖著疲乏的身軀」進行。這些人大

概不知道「疲勞」的風險等同於「酒醉」，要不然實在無法想像為什麼這些尊貴的身軀會願意冒險。

另外，插隊可能不得不bypass（繞過或省略）醫院內設下各種「病人安全」的把關機制，例如，原來要按流程「登錄」「再覆核」等程序，卻因為高層下令「不必那麼繁瑣」，而把一些安全機制省略掉了。（相信我，高層不是故意的，他們通常不知道這些機制的重要性。）舉例來說，當VIP省了登機前的安檢，卻不小心帶了打火機和易燃物上飛機，不是自己讓自己陷於危險中嗎？

醫療人員心情受影響

絕大部分的醫療人員，在接到關說時，雖然不一定是很反感，但應該心情都不會感到「愉悅」啦！醫療人員的心情一旦遭受負面影響，很有可能會影響病人的安全，這個是國外很多研究都已經證實的事情。與其靠關說，不如誠心誠意的對醫療人員表示感謝，有愉快工作的醫療人員，才會有更安全的病人。

多頭馬車，治療時效差

為了分擔責任，通常沒有一位醫師願意單獨替VIP做決定，於是只好進行「千百會」。會診內分泌科調血糖、會診泌尿科放導尿管、會診腸胃科加軟便藥……，不只治療時效差，藥物還可能交互作用，而且人多嘴雜，要決策往往很困難。

不誇張，我之前看過邀請各醫院院長來會診的，這些院長平日就已經「王不見王」，難得「聚」在一起，除了各持己見，自顧自

的專科外，有可能協同合作做出最好的治療決定嗎？網友分享說，某 VIP 的病歷上，有 20 幾位主任和高層的醫囑，藥物加一加有數十種，護理人員發藥都心裡毛毛的。

對醫護施加時間壓力

雖然每個人一天都是 24 小時，但 VIP 病人的時間就是比較寶貴，他們通常就是「不能等！」因此什麼都要求快。偏偏「慢工出細活」不是說假的，醫療處置或手術都有一定的準備與流程。

如果要求快，就可能「吃快弄破碗」，像是前一個病人剛出院，VIP 就急著要住進來，清理與消毒的時間減半，但環保人員的效率不會加倍，那只好⋯⋯。換做是我要住的話，就會說：「我不急，你們慢慢清，清乾淨一點，謝謝！」

例如，麻醉或做胃鏡有一定的禁食時間，若禁食時間不足，就可能嘔吐而發生吸入性肺炎。又如大

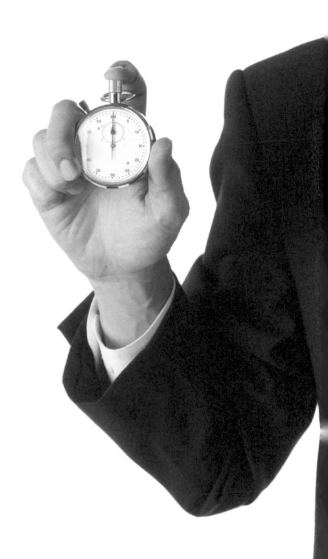

腸鏡檢查通常需要清腸清得夠乾淨，檢查才會完整，但 VIP 總是受不了等待，那就只能先照再說，今年漏看的細微病灶，就「明年長大一點再見囉！」

可能有人會問，那醫生不會堅持說「一定要等、要照流程嗎？」是的，但不是我們不堅持，是通常遇到 VIP 病患，做檢查的醫師老早就會被上級指示要「配合辦理」，太難堅持啦！

注重隱私、謝絕打擾的後果...

小病小症倒沒關係，影響沒這麼大，但如果是潛在會惡化的疾病，刻意減少護理人員定時巡視，可能就不妙了，因為這樣就無法提早發現病況的改變，更遑論要給予最即時的處理。注重隱私、謝絕打擾的另一面，其實是把自己和「安全」隔離。

網友就分享，某 VIP 手術後的狀況沒有很穩定，但是運用特權，硬是要住在特等單人套房，整天門都關著，要是 VIP 沒有吩咐的話，誰都不准進來，裡面發生什麼事，醫療人員就難以得知，等發現的時候，已經 ......（嗯，就是你想的那樣）。

不得好死，不能善終

如果真的沒有治癒的機會，這些 VIP 通常沒什麼機會可以「善終」，即使已經是癌症末期、已經是多處轉移、重度昏迷，甚至都腦死了（死亡是早晚的事），仍然會被裝上「葉克膜」，而且還要經過 CPR 和電擊的折騰後才能往生，這狀況也就是黃勝堅院長說的「不得好死！」

　　基於以上幾個因素，可見到處找人關說，想盡辦法走後門，展現自己的 VIP 身分，不只是干擾醫療人員、浪費醫療資源，而且對自己幾乎沒有任何好處。不久之前，就有一個「慘後」憂鬱症的 VIP，先是住了重症急救區病房，後來又住了產後病房，但明明只是夾到手而已。身為一位重症醫師，看到急救區被這樣惡搞，實在生氣，這可是搶救生命、分秒必爭的地方耶。

　　說真的，在醫療體系裡，只要是病情夠嚴重，任何人都不必來拜託，就會被「自動升級」為 VIP 了。我說的，就是那些一到急診，什麼都不必等待，連排隊都不用排，馬上就會被推（抬）進去治療的人，只是這種 VIP 待遇，最好還是祈禱不會發生在自己身上比較好。

阿金醫師在說，你有沒有在聽！

　　一個愛關說的 VIP，這些下面的人每天都在做的事（喬床位、喬醫師、喬時間等），通常不會不知道，只有一件事他可能是最後一個知道的，那就是我列舉的這一大堆當 VIP 的缺點，因為從來沒有人敢跟 VIP 說這些。

　　相信我，為了保護自己的生命安全，把一切交給醫療專業去決定，至於 VIP 身分就用在給醫療團隊的加油與感謝上就足夠了。

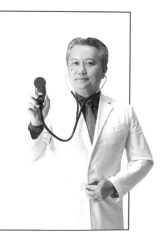

省下診察費（掛號費）
你將失去的是...

醫生在意的並不是掛號費，而是其背後代表的意義。

「我提供了專業，你就必須付費。」偏偏很多病人不了解，他們只是想辦法省錢。這種狀況甚至也發生在自費門診，有位醫師朋友就分享，一對前來「諮詢」遺傳疾病的夫妻，看診結束後，覺得「只是『問問題』而已，為什麼要付掛號費？」......

　　透過門診時間，我替病人解說先前的檢查報告，回答了病人提出來的幾個疑問，同時做好衛教。病人看起來挺滿意的，點點頭，邊起身邊問我「醫生，那我直接回去就可以了嗎？」我當然知道他的意思，因為我碰多了。他心裡想的是，「就只是『看』報告而已，又沒有開藥，應該不用繳費就可以直接回去吧？」

　　我通常不會直接戳破他們的計謀，只會笑笑地提醒「離開前，記得要先去繳費喔，不然電腦裡就不會存你的病歷紀錄！」聽我這樣說，病人通常會摸摸鼻子就離開，但是出了門之後，跟診間護理師或去批價處跟櫃檯人員「盧」的情況還是偶有所聞。不過，換做是我，我是不可能妥協的。

　　先前衛生主管機關在推動讓病人線上查報告的措施，醫院或許真的可以配合主管機關的規畫，設置一部專門讓患者使用的電腦，

讓患者自己上線「查看」報告結果。但問題來了，看是一回事，看得懂又是另外一回事，解讀報告還是得讓專業的來。

當然，如果針對報告結果，還要進一步「發問」或進行「專業的討論／諮詢」或尋求「專業的建議／解方」，掛號費與診察費就是必要的，因為這個代表的是專業的價值與專業的尊嚴，即使健保體制下這些費用少的可憐，還是必要的。

要是病人與家屬吵一吵，或投訴或投書媒體，醫師、醫院、主管機關等，任何一方想要息事寧人，遷就他們的無理取鬧，那麼醫療專業只有繼續被踐踏的分。

現行的健保制度造福不少人，也寵慣不少人，甚至不把專業當回事，連看自費門診的病人也有這種觀念。之前看到同業好朋友在臉書分享，確實感慨萬千。他說到一對前來「諮詢」家族遺傳疾病問題的夫妻，在看診結束後，對著櫃檯人員說「我只是『問問題』而已，為什麼要付掛號費？」

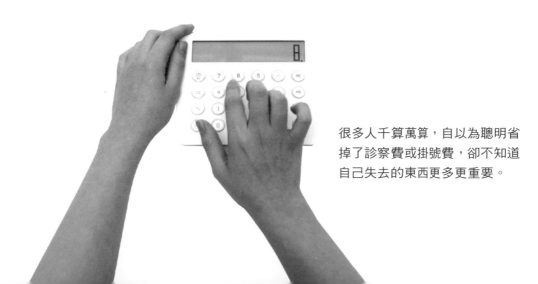

很多人千算萬算，自以為聰明省掉了診察費或掛號費，卻不知道自己失去的東西更多更重要。

問題是，這些問題通常都不是阿貓阿狗，隨便就可以回答的。在診間，回答問題的人（醫師），首先必須拚聯考（或大學學測、指考）、考上醫學系，努力念7年畢業後，還要再撐過5年住院醫師訓練、考取專科醫師執照，除此之外，要不斷地累積行醫經驗，多年之後才有資格回答啊！

醫生在意的並不是掛號費，而是掛號費背後所代表的意義——我提供了「專業」，你就必須「付費」。偏偏有很多病人或家屬不了解，他們只是想盡辦法省錢。加上主管機關的德政，他們可以不必掛號，就花個幾塊錢，上線拷貝檢查報告，再拿著報告，到網路上去「問醫生」。

如果是一般抽血檢查，或許不會有什麼大問題。但若是比較專業的檢查報告，有時候是要看原始影像、有時候是要搭配其他檢查／病史／理學檢查做全面且綜合的判斷，在網路上找醫生問，醫生在缺乏足夠資訊的條件下，極有可能只就「常態」來做說明，或可能因此錯誤判讀。例如，某次的抽血或檢查結果「看起來」正常，但原主治醫師因為了解患者有家族史，通常會建議間隔一定時間再回診追蹤。

在網路上隨便抓一個醫生來問，他只能就報告上的「正常」說明，不會提醒回診再追蹤，這不是他敷衍行事，而是他光憑一紙報告書，很難全面了解，自然不知道嚴重性。

少了主治醫師的診斷、解讀與建議的註記，即使有其他醫師幫忙看報告，也無法給予深入的解說與建議，當然不會叮嚀患者要追

蹤，這就是專科之間的差別。

以現在的醫療環境，正牌醫生為避免糾紛與誤診，大多數都不太輕易對陌生人解釋病情了，若在網路上遇到熱心解答的醫生，除了需要擔心自己的病情，同時要擔心自己是否遇到了詐騙。總之，為了省下這些掛號費或診察費，可能會耽誤自己的病情，得不償失啊！

有些「更聰明」的病人，會故意選在醫生有門診的時間，打電話去問自己的報告。當然，他可能已經完成掛號手續，醫生可以在電腦看到他的報告，如果醫生願意的話，也可以在電話上向他說明。但這麼做根本是在干擾看診，等於剝奪其他病人的看診時間，是非常自私的行為。

這些病人以為這樣做是賺到了，其實不然。在電話上說明，和在診間當面「看圖」解釋，是差很多的。另外，電話裡所說的一切，並不會被紀錄到雲端病歷中，所以下次看診時，即使是同一位醫師，都不會看到電話上的說明，或患者補充的其他資訊，也就是說，失去一次醫療紀錄。然而，這次的紀錄重不重要、有沒有可能因為失去了「這片拼圖」讓患者受到傷害呢？不知道，患者只能自行祈禱不會！

舉個例子來說，當患者的腹部超音波報告寫著「肝臟有 1 顆 1.5公分的結節，看起來像是血管瘤，但建議要回診追蹤。」由於結節（實心小腫塊）本身沒有暗示是良性或惡性，若檢查報告中有這個名詞時，保險起見，通常都會進一步釐清性質。你卻在網路上找到

熱心的醫師，詢問他的意見，問他「肝臟有血管瘤該怎麼辦？」網路醫生根據片面訊息，告訴你「血管瘤是良性的！」於是患者放心，還沾沾自喜以為自己賺到了。

事實是，患者是 B 型肝炎的帶原者、肝癌的高危險族群，照理說，主治醫師都會建議定期照腹部超音波的追蹤，即使這次報告正常，也應該要持續回診。但為了省下一次的掛號費，無法得知不回來追蹤的嚴重性，甚至忘記上一次的腹部超音波結果，也有看到疑似血管瘤的病灶，但只有 0.5 公分。不過，因為患者本身壓根不記得，就不知道病灶正在「長大中」。

患者不說，「從路邊撿來」的熱心醫生當然不可能知道這麼多。於是，原來以為的「良性」腫瘤，已經悄悄地長大了。當沉浸在「自己賺到」的喜悅時，卻持續一年體重不明原因減輕，膚色也愈來愈蠟黃。等到總算願意再次就醫，就已經是肝癌末期了。

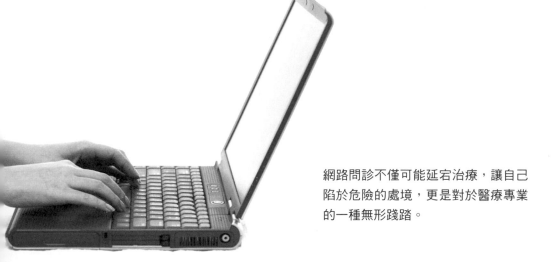

網路問診不僅可能延宕治療，讓自己陷於危險的處境，更是對於醫療專業的一種無形踐踏。

早知如此，何必當初呢？如果不是為了省下一筆掛號費，而是聽從醫囑乖乖回診聽報告，門診醫師就能透過病歷紀錄，合理懷疑「事有蹊蹺」，並安排進一步的檢查，即使是在下一次的追蹤時才發現，也應該還有機會提早治療，扳回一成。只是這些機會，都被自以為聰明的省錢給錯失了。

寫到這，可能有人想要發問「哪會有這麼巧合的事？」就是有，醫療上出現的「悔不當初」大部分都是因為「鐵齒」與「巧合」造成的。所以，當一個人自以為聰明的省下掛號費／診察費時，不僅在無形中踐踏了醫療專業，更有可能讓自己處在危險的處境中而不自知。

阿金醫師在說，你有沒有在聽！

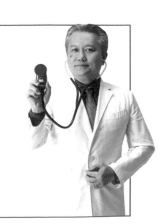

醫療上出現的「悔不當初」大部分都是因為「鐵齒」與「巧合」造成的。一個人自以為聰明、想方設法能省則省，想要「免費聽檢查報告」，卻不想支付掛號費或診療費。

只是省小錢卻可能壞大事，不願支付掛號費（診療費）的同時，就等於踐踏了醫師的專業，甚至讓自己暴露在危險之中。

奧客行為影響診斷
別讓醫師不開心

遇到奧客時，我情願去相信他們是一時心急。

很多患者或其家屬會在不了解現實狀況當下，在醫療現場引爆潛意識裡的「奧性」。但是各位知道嗎？奧客行為會使醫師的判斷力連帶受到影響，根本是拿自己的生命安全在冒險。這個說法可不是毫無根據，而是經過研究證實的真相。……

溝通不良經常是醫療失誤事件發生的最主要原因，無論是醫療內部的溝通出問題，或醫病之間的誤會。就醫療內部來歸納，或多或少皆與缺乏團隊合作有關。為此，國內正積極在各醫院導入醫療團隊合作訓練（Team Resource Management，TRM），期待以更好的團隊合作與溝通，能減少臨床失誤、改善病人安全與醫療人員的服務品質，總之最終目的無他，就是要強化「醫病關係」。

就我的團隊來說，在實際推動 TRM 之後，團隊同仁與病人或其家屬的互動明顯增加，在有接觸時會自我介紹與問候，並在尊重病人的價值觀與決定的前提下，提供家屬情緒上的支持。其實，醫療人員身上都會掛上名牌，過去大概只有病人或家屬想客訴時會看，而現在我們會主動報上大名，讓病人知道為他服務的醫護人員是誰，也樂意為自己的服務品質負責。後來，甚至會收到指名道姓的感謝，這才知道我們的努力，病人及家屬都看在眼裡。

醫病本來就應該要站在同一個陣線上，而不是站在對立的兩面，雙方攜手合作，病人願意配合，醫療專業才能有最佳發揮，創造雙贏局面。當然，同理患者或家屬的焦慮與擔憂，處理他們的情緒，也是醫療專業之一。遇到奧客時，我情願去相信他們是一時心急、不了解狀況，才會在醫療現場引爆「奧性」。但根據研究證實，奧客行為真的會使醫師的判斷力連帶受到影響。

有人大概會說「醫師在踹什麼啊，難道看病還要看醫師的心情嗎？」不過，這篇我是很認真的。如果讓醫師生氣，就是在跟自己的健康和生命過意不去。用個簡單的比喻來說明，應該更能體會，有人會「明知道遊覽車接下來會行經懸崖邊，還故意去惹司機生氣、影響他的心情嗎？」或「在高速公路上和自己搭乘的計程車司機吵架嗎？」都坐在車上了，乘客一定希望司機大哥心情好、精神集中、發揮他平常的實力，才能安安穩穩地開到目的地。

那麼，對於一個正在治療你的醫生，惹他生氣、影響他的判斷力與思緒、讓他表現失常，難道這會是患者本人所希望的結果嗎？我想，應該不是。

在〈搶當醫院 VIP 是好，還是壞？〉裡寫過刻意靠關說當 VIP 的缺點，接下來，我想分享一個當真正 VIP 的祕訣：讓替你診療的醫護人員保持好心情，就會自動升等為真正的 VIP（不是重病而自動升級那種）。這對你的「生命安全」是有加分的。

不諱言，最常有破壞性行為（Disruptive behavior）的醫療現場，大概就非急診室莫屬了。大多數的誤會在於很多人對「急診」的定

義不了解，質疑「什麼時候輪到我啦，為什麼掛急診還要排隊？」「等了2小時，為什麼還不換我？」就是明顯認知錯誤。急診「急」是指病情危急，不是趕時間的急，所以當然不是先掛（號）先贏。附帶一提，等了2個小時，沒昏過去、沒掉血壓、沒喘、沒冒冷汗的話，真心覺得可以回家追劇或洗洗睡了。

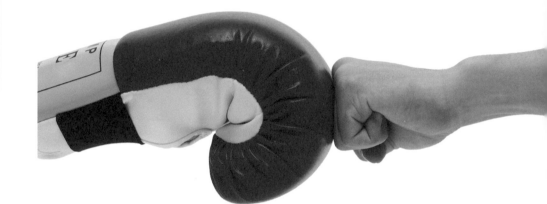

要不然就是那種說「這醫護人員態度很差，怎麼都沒有笑容啊？」「這急診醫生是在忙什麼啦，到底有沒有醫德呀！」不好意思，醫德跟笑容都不適合來急診室找。這裡是搶救人命的地方，還有閒情逸致觀察醫護人員的態度的話，就表示情況還不是太嚴重，也是建議乾脆直接退號，搬張椅子，當個局外人，就知道醫護人員為什麼有這樣的態度了。（忙得要死，誰笑得出來啦！）

「罵醫生，誤診升。」我會這樣說，當然不是空穴來風。醫生也是人，即使受過專業的訓練，有豐富的臨床經驗，他還是人，人都會有情緒，在生氣時或難過時，他的表現與判斷力一定會連帶受

影響，而且是負面影響。這件事被證實了，有兩個相關的研究統計，在 2016 年 3 月同時發表在《BMJ Quality and Safety（英國醫學期刊：品質與安全）》上。

第 1 個研究是讓 63 位家醫科住院醫生個別分派診斷 6 個個案，一樣是使用書面描述資料。各個個案都有 2 個版本，差別在於有關病人的個人行為不同，一個版本是一般行為，另一個版本是奧客行為，其他資訊都是一樣的。

就統計數據顯示，奧客行為會影響醫生的正確診斷，無論病情是困難還是簡單，醫生對奧客的正確診斷率，就是比一般族群來的低（參考下表）。

	奧客族群	一般族群
困難病情	0.23	0.40
簡單病情	0.88	0.94
整體	0.54	0.64

註：此究對象為 63 位家醫科住院醫師／診斷率最高為 1，最低為 0

第 2 個研究是把 74 位內科住院醫師個別分派診斷 8 個個案（書面描述）。這 8 個個案的資料皆有 2 個版本，這 2 個版本的病人資訊都一樣，只有關於病人行為的描述有所不同，有一個版本的病人行為一般，另一個版本的病人行為被描述為困難（講白話就是奧客病人啦）。

這項研究結果有兩個重要的結論（參考下表）：

● 醫生對奧客族群的正確診斷率比一般族群來的低
● 醫生對奧客族群的行為記得比一般族群多，但對奧客族群的症狀卻記得比一般族群少

	奧客族群	一般族群
正確診斷	0.41	0.51
記得症狀	29.82%	**32.52%**
記得行為	**25.51%**	17.89%

註：此研究對象為 74 位內科住院醫師／診斷率最高為 1，最低為 0

所以「奧客行為」光是用看的（文字描述），就足以干擾醫生的思緒與診斷，何況是直接出現在醫生面前，至於那些在急診現場上演的暴力（行為或言語都算）更不必說了，負面影響恐怕超乎想像。

● 病人在醫生面前「耍奧」，以為可以晉升 VIP，實際是對自己的病情診斷極為不利。

● 醫生應該要意識到，自己的思考與判斷是會被病人的行為干擾的，從而需要訓練自己的情緒盡可能不被影響。（在醫生還沒練就這個功力之前，病人還是不要輕易惹怒醫生比較好！）

● 不只是醫生，奧客行徑對其他醫療人員一樣有負面影響。例如，病人或家屬對正準備打針的護理師凶或表現出不信任感，她往往愈不容易順利打上。

● 這樣的破壞性行為（Disruptive behavior）同時存在醫療團隊的成員之中，而且不只受害當事人的工作會受影響，連在一旁目睹的醫療人員，也會因此而分心，當然會影響病人的安全，不可不慎。

無論如何，患者應該做的是：讓醫生記住你的症狀，而不是你的行為。想要得到好的治療，絕對不是靠在醫院裡「耍奧」或對救治者「暴力相待」，這是很不明智的做法，受影響的不只是自身的生命安全，也影響到在場所有醫療人員的情緒，進而影響其他患者的治療權益。

063

● 阿金醫師在說，你有沒有在聽！●

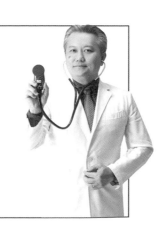

　　只有病人願意配合，醫療專業才能有最佳發揮，創造雙贏局面。在醫療現場引爆「奧性」，並不會讓自己變成 VIP，只會讓醫護情緒受影響，正確診斷率跟著下降，簡單來說，就是跟自己的健康、安全和生命過意不去。

　　想要得到良好的治療效果，應該要讓醫生記住你的症狀，而不是你的行為，尤其是奧客行為。

關於**就醫錄音**
醫病想的不一樣

現代這個社會，手機普及率極高，一機行遍天下。
隨著手機錄音錄影功能日新月異，操作方便，音質又佳，於是有些病人
（或患者）在看診時或醫生解釋病情時，一個按鍵按下去，就「偷偷」
的錄起音來了，甚至有的人還會錄影或直播的勒。……

　　之所以會說「偷偷」，是因為大部分要進行錄音錄影的人，都
不會事先徵詢醫護人員的同意就直接開始錄了。不過，要說「偷偷」
也可能不是「偷偷」，因為醫師或護理師可能早就發現，只是不一
定會說破。醫師不說，患者的損失才大。

堅持錄音錄影是為了 ...

▌為了『紀錄』

　　就像是每次去吃飯、喝下午茶那樣，當美食佳肴一被端上桌，
相機手機一定要第一個吃。就醫錄音，有時候可能就是為了跟朋友
網友分享與炫耀，有時候則是單純想透過這個方式，把生活紀錄下
來，大概類似到此一遊的打卡簽到概念－謹以此紀錄去了哪間醫院、
見了哪位醫生。

▌為了『心安』

　　健康出狀況，身體不舒服，難免比較緊張，總希望把醫師的忠告一字不漏記下來，卻又懷疑自己的記憶力，深怕聽漏醫囑或病情，所以乾脆直接錄下來，回家之後可以慢慢地回味。但就像是課堂上或演講場合，也很多人都會錄音，但回家以後會播來聽的人，其實少之又少。錄音，只是錄個心安的而已。

▌為了『轉達』

　　或許來陪病陪看診的某位家屬，只是剛好時間上許可，就被派來當眾多家屬的代表，來聆聽醫師解釋病情。回家之後，還要肩負轉達給其他家屬的任務。身為「代表」自然馬虎不得，由於深怕被其他人嫌不認真聽，就想說直接錄音回去給大家自己聽，還比較省事。所以，錄音是為了要交差了事。

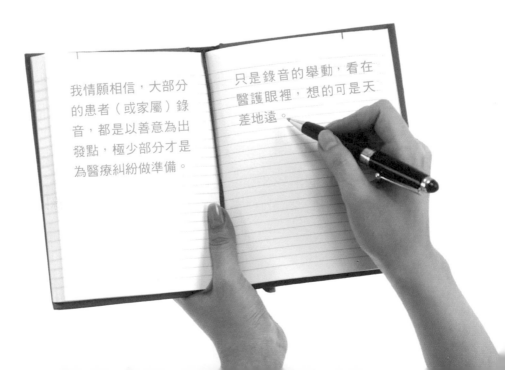

我情願相信，大部分的患者（或家屬）錄音，都是以善意為出發點，極少部分才是為醫療糾紛做準備。

只是錄音的舉動，看在醫護眼裡，想的可是天差地遠。

一個小動作，失去整個團隊的信任

就醫錄音（影）紀錄這件事情，對醫師而言卻是一場夢魘，恐懼的程度大概僅次於醫療暴力而已。如果你想或總是習慣把就診過程錄音紀錄，但並沒有惡意、也不是想蒐證，那麼，或許應該知道，這樣的行為對醫病關係會有什麼負面的影響？

被視為不友善的攻擊行為

看到病人錄音，對很多醫師來說，就像是看到病人舉起拳頭一樣的可怕。是的，這個錄者無意、覺得沒什麼大不了的動作，可能會勾起醫生的可怕經歷（例如，他可能曾經被錄音提告，或聽過同事因為這樣而被告），所以他會馬上就會進入「備戰狀態」。只要繼續看下去，就能從以下的蛛絲馬跡看出端倪。

醫師感覺被威脅而分心

此時此刻，醫師可能會突然開始語塞，然後一直重複地講已經講過的話（然後患者還以為是重點，所以醫生講很多次）。是的，一旦知道對方在錄音錄影，就有可能影響心情，以致無法記住症狀的描述，因為他一直在思考這項行為背後的目的性，最不樂見的就是不小心做出錯誤的診斷。

醫病失去信任，醫師築起防衛之牆

接著，醫師就會築起一道「防衛之牆」，患者就不可能得到任何「肯定」或「正面」的答案，取而代之的可能是許許多多的「可能」與「無法確定」的建議，畢竟醫療本來就充滿不確定性。

患者會聽到更多「不常見」與「讓人不安」的情況，而且比還沒錄音之前講得多很多。

「醫生，斷層掃描看不見了，就表示腫瘤治療好了嗎？」

『不一定喔，有些人還是會復發、有些人可能是肉眼看不見的轉移、有些人則是……。』

▌醫療團隊合作蓋起整座圍城

只要執行過一次錄音或錄影，整個醫療團隊都會知道（相信我，這是個極為重要的交班事項），包括來會診的醫師。大家都會謹慎的交班下去，並且謹慎的應對這位舉止特殊的患者，以免一不小心就被抓到小辮子。所以，錄音失去的，不只是一位醫師的信任，而是整個團隊的信任。

▌被貼上「乾隆花瓶」的標籤

「醫生，那我之後什麼時候要回診呢？」

『我能幫上忙的很有限，建議你到大醫院去追蹤……。』

是的，遇到這樣的回答，表示可能已經被貼上「乾隆花瓶」的標籤了。然後，患者會發現，自己明明不是太困難的疾病，為什麼醫師都說他不會，還建議要另請高明。

尤其當想要手術治療時，醫師通常會說「手術風險太大了！」然後，總是找不到願意冒這個風險的外科醫師，因為「乾隆花瓶」實在碰不得啊。

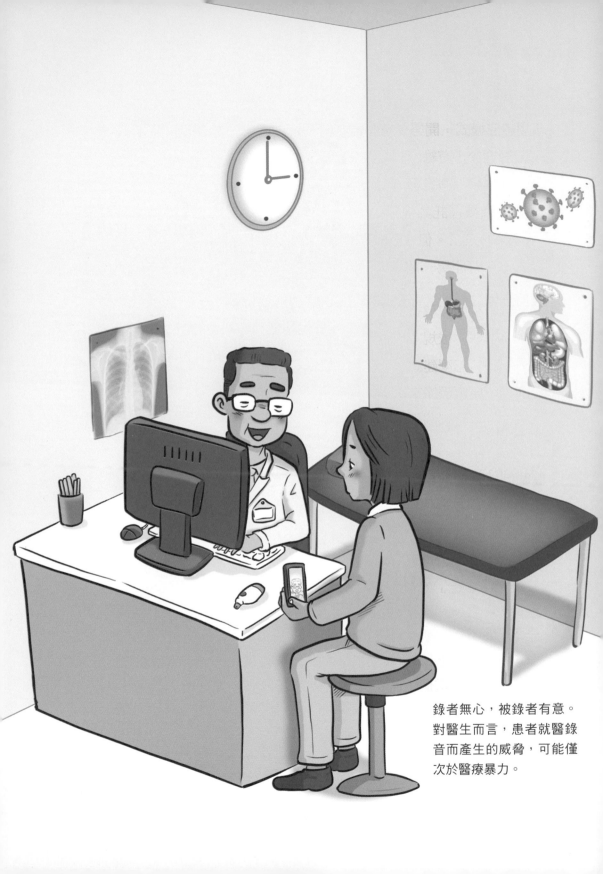

錄者無心，被錄者有意。
對醫生而言，患者就醫錄
音而產生的威脅，可能僅
次於醫療暴力。

關閉熱血模式，開啓依法行醫模式

醫師對於「有緣」的病人，經常會樂意地提供額外的熱血服務，例如，加掛號、假日下班還特地到醫院看診、找尋最新的治療方式、用個人交情去拜託其他科別優秀的醫師來協助、盡可能協助患者申請用健保的……。但一個小小舉動（錄音）很可能讓醫師關閉「熱血模式」，打開另一個「依法行醫」模式。

『依規定而言，這樣不行……。』
『沒辦法，依規定是由當天排班的醫師處理……。』
『○○科怎麼建議，我們就怎麼做……。』
『排程要照順序來，大約要等一個月……。』
『找其他醫師開也一樣啦！不必一定要等我開……。』

看不到的損失才是最大的

表面上，這樣的患者是不會有什麼損失，患者可以得到的一切，都會依規定辦理好（依法行醫）。但保證一定得不到的是這些醫師的「熱血」與額外的好。同樣的，這些「互相」（臺語）、掏心掏肺的「額外的好」，在喜歡自稱或想辦法要當 VIP 的人身上，也是得不到的。

當然，有很多「功力」或「修練」比較高段的醫師，他會正向看待錄音或錄影這個問題。他不會出言制止，但會站在替患者解決問題的立場，微笑地說：

「你擔心記不了這麼多嗎？沒關係，我把重點寫給你！」

「你這樣錄音的品質不好啦，而且也不必什麼都錄啦！」

「來，把手機拿出來，我重點重講一遍，讓你錄清楚！」……

「錄回去給家人聽效果不好，也容易誤會。你請他們過來，我可以重覆地說明，幾遍都可以唷。如果沒辦法過來的人，我還可以打電話去。」除了詳細詳盡的說明、與解除每一個家屬提出來的疑問外，我們團隊還列印紙本的叮嚀與注意事項，方便家屬帶回家去（隨時拿出來複習）。

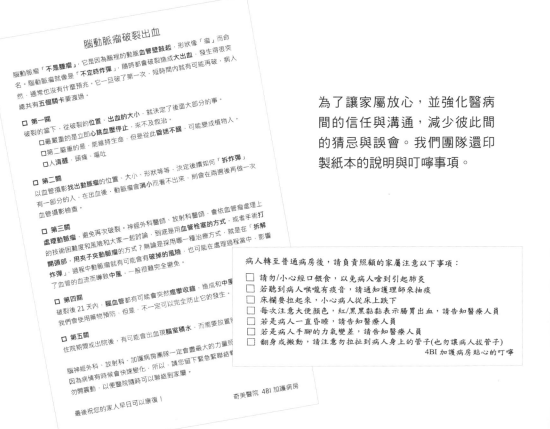

為了讓家屬放心，並強化醫病間的信任與溝通，減少彼此間的猜忌與誤會。我們團隊還印製紙本的說明與叮嚀事項。

就醫錄音也沒有什麼不好（又不會少一塊肉！）反而能讓病人或家屬拿回去，慢慢地重複地仔細地聆聽。但是，必須是在「同意」「知情」「有善意目的」與「彼此信任」的前提下進行，而不是偷偷錄。不過，這種動不動就錄音存證的人防不慎防，醫師只好一再自我提醒「別讓情緒綁架自己的理智。」

在所有的醫師都學會這麼思考之前，病人或家屬貿然偷錄，可能弊大於利。沒有把握眼前的醫師，對於錄音這件事，心中浮現的是「受到威脅」還是「溝通機會」的想法時，為了維持醫病之間的信任關係，請務必再三的考慮，是不是要做出這個舉動了。

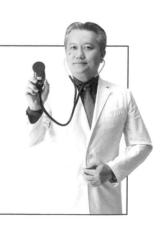

阿金醫師在說，你有沒有在聽！

就醫錄音（影）這件事情對醫師而言可能是一場夢魘，恐懼程度僅次於醫療暴力。

這樣的行為會對醫病關係負面影響，醫師築起防衛之牆，醫療團隊蓋起整座圍城，讓醫師關閉「熱血模式」，打開另一個「依法行醫」模式。如此一來，患者失去的可能比表面看到的更多。

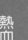

『黑手變白了！』
談**醫病互信**的力量

看著感謝函的字字句句，我想起 2013 年的最後一天。
「謝謝大家讓我們知道醫院不只是制式化、冷冰冰的醫療服務處，而是有個用三心（細心、用心、耐心），而且有人情味來和病患及家屬博感情的醫療團隊！」……

　　還記得那天晚上就跨年了，是 2013 年的最後一天，也是感動的一天。早上在 8AI 查房時，護理長說門外有以前住過 8AI 的病人要來向醫護人員致謝。我出了門，眼前這位中年男性看起來有點陌生。他說了自己的名字，我覺得很熟，但就是一直想不起來他是誰。護理長在旁邊提醒，原來他是 4 月份住過 8AI，今天剛好回門診，就想上來和我們團隊致謝。

　　「阿伯你好，現在整個人看起來氣色不錯喔！」哈，因為想不起來細節，只好講最安全的話囉！

　　『陳醫師，你還記得我嗎？』糟糕，我開始心虛了。

　　「不好意思，有點想不太起來，你之前住哪一床啊？」我對床號和病人的連結記憶力比較好，也企圖從中找到蛛絲馬跡。

『第8床，我還做過氣切！』……

「啊，我想起來了！」我是記得他的。我馬上就牽起他的手，（盡可能克制自己想要抱著他的衝動。）我仔細地端詳，他的指甲很潔白。我緊緊地握住他的手，心中有著無限的感動，看到他健康的模樣，眼眶微溼，腦中浮現了幾個月前看到的感謝函：

我要特地謝謝一位值夜班的蔡姓護理師。我爸爸說，他很有耐心，很細心的清洗他那因工作而染黑的雙手，而我也很久沒看過爸爸的手這麼乾淨了。真心希望能記得各位的名字，向大家一一道謝。謝謝大家讓我們知道醫院不只是制式化、冷冰冰的醫療服務處，而是有個用三心（細心、用心、耐心），有人情味來和病患及家屬博感情的醫療團隊！

這就是這位病人的女兒寫的。即使護理師的工作非常的忙碌，卻因為關懷病人，在工作之餘主動做出某些貼心的小舉動，就能讓家屬感動不已。原來，醫療人員的付出，大部分的患者和家屬都是能感受到的。

記得這位病人從我的單位（加護病房）轉到一般病房去的時候，我還特地去看他。雖然那個時候他已經可以不必靠呼吸器呼吸，但是很多時候還是有點喘喘的。後來，聽說他病情惡化，住進另一個加護病房，還插了胸管。

　　我再去看了他時，剛好遇見他的太太和女兒，她們雖然很擔心，對於醫療團隊還是客客氣氣，不只感謝，也很信任。我在病床邊，向她們說明患者的病況，看著患者撐著瘦弱的身體，費力地經由氣切管呼吸著，明明非常辛苦，面對我，他的嘴角永遠還是帶著微微的笑意。我要離開前，他還比了比手勢，向我致謝。

　　那天，我就注意到他的手指了，本來灰灰黑黑的痕跡，居然都被清理乾淨了。天啊！我本來也以為那是長年累月，累積下來的，應該是洗不太掉了，到底是怎麼洗怎麼擦才能讓黑手變白手，我想，不太可能是太粗暴的方式，不然我們收到的就不是感謝函，而是客訴書了。我由衷佩服這位護理師的耐心、細心與用心。

　　之後，患者順利出院，好一段時間沒看到他，偶爾遇到曾與他有接觸的某護理師，還會問她「不知道阿伯身體怎麼樣了？」如今他健康的出現，是讓醫療團隊非常振奮的一件事。

　　才幾個月過去，原本情況不穩的模樣都不見了，眼前這位臉色紅潤、精神飽滿的阿伯，跟我腦海中的印象差異很大，這也難怪我認不出來。患者康復得很好，氣切拿掉了，走起路來也不會喘了，我發自內心替他開心。交談幾句之後，我迫不及待告訴阿伯那位幫他「洗手」的護理師的單位，讓他去找她。結果，護理師一看到患者，眼淚都流出來了。

　　加護病房裡照顧的通常是與死神拉扯的患者，有的患者不敵死神的力道，有的患者即使阻止死神的召喚仍元氣大傷，當然，也有患者像這位老伯這樣，成功抵抗死神，也復原得很好。身為急重症

的醫護人員，看到自己曾經照顧過的病人健康的模樣，是最大的感動與鼓舞。於是，我要求和他合照，他也同意讓我分享他的故事。在 2013 年最後一天，這是最大的感動，但我們也在期許自己，還要以關懷創造更多的感動故事。

醫病應該要站在同一陣線上，互信的關係能提升治療的效果與品質，對雙方都有好處。只是醫療糾紛、醫院暴力、急診濫用等事件頻傳，似乎醫療零失誤才會被接受。醫師的確不是神，但每位醫師無時無刻都在想努力治好病人。

任何遺漏的事、做錯的事，醫師還是願意誠意誠實地拿出來討論，目的都是為了讓下一位病人能獲得更好的治療，這是醫學進步的最大動力。扭曲的價值觀與投機分子，恐怕會摧毀醫病之間的信任關係，甚至進入一個不能講真話的時代。

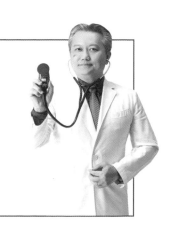

阿金醫師在說，你有沒有在聽！

　　身為急重症的醫護人員，看到自己曾經照顧過的病人健康的模樣，是最大的感動與鼓舞。

　　我們的團隊始終期許自己，要以「關懷」創造更多的感動故事。醫師的確不是神，但每位醫師無時無刻都在想努力治好病人，別讓扭曲的價值觀與投機分子，摧毀醫病之間的信任關係。

不論遠或近
都要你**平安到家**

漫漫回家路,活著回家很常是患者最期待的事。
從 100 公里的「超級任務」,到 10000 公里的「不可能的任務」,不僅整個醫療團隊全面動員,還得與不同單位攜手合作,確認再確認,不容許任何「萬一」,做好萬全準備,只為了讓患者安全的回家。……

100 公里的超級任務,圓百歲阿公的心願

接近百歲的阿公,家鄉在澎湖,平日身體還很健朗。這一天,來到高雄參加長孫的婚禮後,突然昏厥、發不出聲音、走路不穩,經診斷是小腦與腦幹大範圍中風。原本開開心心辦喜事的一家人,被這突如奇來的意外,嚇得措手不及,就近先送至高雄的醫院就診,後來經朋友介紹轉至本院。

因為呼吸衰竭插管,合併吸入性肺炎、敗血性休克併多種器官衰竭,住在加護病房的 39 天中,阿公的病情起起伏伏,好幾次都在鬼門關前徘徊,子孫們的心情也像洗三溫暖一樣,忐忐忑忑,甚至一度已經做好最壞的打算,討論到萬一阿公往生了,要如何把他帶回去澎湖。

這期間,有著很多困難的抉擇——是否洗腎、是否氣切等,醫

療團隊和家屬做過無數次的討論。偶爾，家屬認為阿公年紀大了，不想再讓他這麼辛苦，所以我們也討論到安寧治療的選項。但更多的時候，是家屬心裡的不捨與內疚。畢竟，他們大老遠的把阿公從家鄉接出來，卻發生這種事，他們擔心無法在阿公有生之年，讓他活著回家。

後來，家屬之間總算達成共識，他們還是希望醫療團隊能夠進行積極的治療，包括洗腎和氣切，所幸幾天之後，阿公還是清醒了，而且從阿公的表達中，可以很清楚的知道，「回家」真的就是他現階段唯一的心願。於是，醫療團隊的重要使命，就是協助阿公完成這個願望。

只是，這件事談何容易，即使臺南到澎湖航程時間不到一小時，但是阿公年事已高，不只要考量老人家目前的體力能否可以負荷高空飛行，飛行中還需要使用呼吸器，到底有哪一家航空公司願意接送這樣子的重症病人。除此之外，在空中飛行期間，呼吸器、氣切管的氣囊及氧氣供應問題該如何處理、發生生命徵象不穩定時又該如何因應等，因為完全沒有經驗，為了這個超級任務，醫療團隊開了好幾次的會議。

團隊成員之一的惠鈴與澎湖後送醫院、衛生局及航空公司等，來回確認不下百次，這完全沒有誇大。光是後送醫院的病況說明就得花了不少時間，加上到底是要坐軍機還是民航機，還有事先的申請流程、與衛生局聯繫等，更重要的是，班機次數少、要先預訂，甚至連天候狀況都要考慮進去。後來，我們把這些資訊與流程，製

成 SOP，以便下次有需要的病人用到。

　　讓人緊張的是，在過程當中，阿公的生命徵象曾經一度不是很穩定，不僅家屬捏了一把冷汗，連醫療團隊也擔心著無法完成阿公的心願。終於，一切都安排妥當，就等待適合出發的時刻。在確認好出發時間，大家覺得可稍微放下動盪不安的心情時，出發前一天傍晚，澎湖醫院來電告知，因為寒流來襲（時值 11 月），重症病人突然暴增，呼吸器不敷使用，他們無法接阿公到加護病房。

　　這個晴天霹靂的消息，讓我們措手不及，出發時間迫在眉睫，如何在剩下的 16 小時裡，解決這個關鍵問題。「有什麼地方可以調用呼吸器？」「可能向廠商租用嗎？」「廠商會願意運送一臺去澎湖嗎？」正當煩惱之際，我靈光一閃，突然想到之前任職於我們醫院急診室的張奇振醫師，目前正在澎湖另外一家醫院服務。迅速和他取得聯繫後，得知他們還有一臺呼吸器，可以先轉到澎湖醫院。

　　總算要啟程了。醫療團隊刻意安排澎湖姑娘靜文，擔任特別護理師陪著阿公，希望她那特別的澎湖腔，能夠安定阿公在高空中的心情。當天，一大早我們就和阿公道別、和他合照，同事們寫了好多祝福的卡片送給阿公。我們一起送阿公上救護車，然後轉由軍機一路返回澎湖。

　　靜文回來之後說，當飛機順利降落在馬公機場那一刻，阿公突然緊緊地握住她的手，她看到阿公那布滿皺紋的臉龐，滿是喜悅的表情，還有幾滴落在耳邊的淚珠。我們聽了她的轉述，就覺得一切的努力都是值得的。

回到澎湖的阿公，仍然住院持續治療中。大概 1 個月左右，阿公的兒子打電話到 8AI 來，告訴我們阿公已經順利脫離呼吸器，準備出院返家休養了。再過 2 年，我再打電話給阿公的兒子，他說，阿公現在還住在他熟悉的家中，他很感謝我們如此用心如此努力地把他安全送回家──那是他住了百年的家。

返家 10000 公里，護送德籍病人回家

凌晨 3 點鐘，救護車的鳴笛聲，劃破寂靜的黑夜。從奇美醫院的加護病房出發，準備前往 300 公里外的桃園國際機場。這一趟任務很特別，我們要送一位德國籍的工程師回德國，回到他 10,000 公里外的家。

出發前 1 個小時，我去了一趟 8AI 加護病房，再次核對了所有要帶的物品：2 天份的藥物、管灌飲食、急救藥物、病歷摘要、足夠量的氧氣、機場和德國隨行醫師的聯絡電話、航空公司聯絡人電話、沿路可以求援的醫院名單 ......，即使這些日子以來，已經演練了無數次，還是深怕有所遺漏，依查檢表做最後確認。

一行人，包括英語能力較強的雅玲，她擔任這趟行程的特別護理師，還有萊納和他的太太。預計 5：30 要到達機場，才趕上 7：10 起飛的班機，經香港飛往德國法蘭克福。和萊納與他太太道別後，我回到家裡。

應該繼續補眠的我，是睡不著的，心裡始終掛念著，輾轉反覆。要不是等會兒加護病房還要查房，我多麼希望是自己親自跑這一趟，

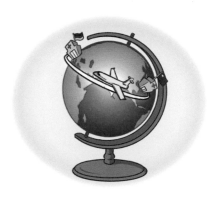

畢竟幾個小時的等待，真的很不好受。終於在 7：30 左右，接到雅玲的電話「一切順利，上飛機了！」

　　這一趟回家的路，其實沒有這麼容易，光就現實層面而言，並不是所有人都擔負得起的。以臺北德國單程機票每個人約 3 萬來計算的話，這次航空公司拆掉 11 個位子（為了要放擔架床），再加上 2 位醫療人員的來回機票，和萊納太太的單程機票，不算航空公司的額外收費，這一趟返家旅程初估至少花費 50 萬臺幣。

　　想起 3 年前的夏天，加護病房住進一位金髮碧眼的外國人，他是一位 56 歲的德國籍工程師萊納。由於他 2 天無故曠職，公司同事前往他入住的飯店，會同工作人員進入房間，才發現他倒臥在地上。

　　送醫急救進行腦部斷層掃描，發現只有小量的出血（推測是跌倒時受的傷），但身上有多處擦傷，而且有壓瘡，可能是已經倒地一段時間，且發生橫紋肌溶解症。另外，胸部 X 光也顯示有肺炎現象，且有低血鈉症，合理懷疑是非典型肺炎。最後確定是「退伍軍人症」，很快就進展到呼吸衰竭、敗血症併瀰漫性血管凝血異常，還合併心肌梗塞，患者意識不清。

　　雖然，很快就確認是「退伍軍人症」，但患者過去有狹心症、體重過重，且平常又把啤酒當水喝，即使使用多種抗生素的治療，病情仍是非常不穩定。每天高燒外，就是很差的血氧。這要是臺灣人，老

早就召集所有家屬，告知「情況很不樂觀」，但偏偏是個外國人。

　　每天的會客時間，就是我們和萊納德國同事與臺灣主管解說病情的時間，心裡覺得很不踏實。除此之外，每天都要和德國醫療保險公司報告萊納的病況。他們本來是希望盡快以 SOS 專機轉送回德國。但我認為風險太高，他們也願意尊重醫療專業的決定。

　　「不知道他在德國有沒有親人？」「不知道怎樣才能聯絡得上？」光想到這兩個問題，整個醫療團隊就戰戰兢兢，畢竟一個人離家背井，在萬里之外工作，萬一不幸客死異鄉，他的家人一定很難過。我們心中燃起一個使命：一定要安全的送他回家。

Q 什麼是『退伍軍人症』？

A 退伍軍人症並不是退伍軍人易罹患而得名，而是 1976 年美國退伍軍人大會時，曾發生不明原因肺炎群聚感染，因而把致病的病原體定名為退伍軍人桿菌（Legionella pneumophila）。

任何人都會有機會感染。其主要病徵為咳嗽、發燒、畏寒、呼吸困難、頭痛、疲倦、肌肉疼痛、腹痛腹瀉等。病情嚴重時可能導致呼吸衰竭，有致命危機。至少有一半感染者會導致肺炎，通常年紀愈大，病情愈嚴重，但有些感染者不會有肺炎症狀，只有短時間且會自行減退的發熱。

退伍軍人桿菌尤其容易在 20 ～ 45°C 的溫水中生存，水缸、冷熱水系統、按摩池、噴水池、加溼器等，都可能有此桿菌。一般情況下，退伍軍人症不會透過人與人接觸或飲食傳播。目前沒有預防退伍軍人病的疫苗，注重環境水質的改善與消毒，是最佳的預防方式。

　　經過 10 天的治療，萊納的燒終於退了，氧合指數也不斷改善，病情總算穩定下來。在此同時，終於聯絡上他在德國的太太和兒子，他們正在前往臺灣的路上。我們就想，要是拔管成功後，他就能轉到一般病房，在那裡和家人相聚了。在呼吸器訓練的時間，最困難的是，我們不知道他到底是意識不清，還是聽不懂我們講的話（英文）。

　　於是，我們遍尋全院、找來懂德文的同事，幫忙把 ICU 常會用到的詞，寫成德文字卡，例如，癢、痛、喘、熱、抽痰、翻身、口乾……，進行溝通，果然萊納情緒不再那麼躁動了。終於，趕在他太太和兒子來的前 1 天拔管。但好景不長，拔管不到 2 小時，萊納又喘起來，血氧急速下降，只好重新插管。那時，我們的心情掉到谷底「唉，他太太和兒子看到他插管的樣子，一定很難過。」

　　萊納太太非常有氣質，英文能力也強，和她溝通就沒有什麼大問題了。重要的是，她信任醫療團隊，從不質疑我們的治療。因為語言不通的關係，她不太能到處走動，因此若她來醫院，同仁就會幫忙她買午餐。在 2 次會客時間之間，醫療團隊也破例讓她進房陪伴，這樣可以減少一次她從飯店到醫院的路程，增加她與先生的相處時間。

　　有太太陪伴的 3 周，萊納進步地很快，也順利拔管成功，再觀察幾天就要轉一般病房了，但他們都希望能夠直接回德國。只是萊納仍需要頻繁抽痰、使用氧氣，而且吞嚥困難。我便和德國保險公司的醫療團隊討論，何時轉送回德國最恰當。後來，他們要了這段時間的醫療費用明細，大概是認為臺灣醫療費用太便宜了（平均 1

天不到 2 萬），就決定多住幾天，等萊納情況穩定一點再以民航機轉送回去。

為了這一趟前所未有的 10,000 公里轉送，我們做了很多的準備與聯繫，不容許有任何差錯。德國方面也派了一位醫師與一位 EMT（緊急救護技術員）來到臺灣，陪同病人走這段漫漫回家路。萊納回去的前一天，加護病房的同事準備了蛋糕、提早替他慶生，這也是他的「重生」。還記得，因為加護病房內不能點蠟蠋，我們就一人拿一支手電筒當蠟蠋。這大概會是他永生難忘的一次生日吧。

萊納回到德國 2、3 天後，我們收到他太太寫來的信，她告訴我們，萊納已經可以自己進食了，而且還喝了這些日子以來的第 1 口啤酒。其實，這個願望在他離臺前慶生時，他就要求過了，不過，我們當時沒有答應他。信裡，萊納與太太非常感謝醫療團隊的治療，也對我們的關懷與親切印象深刻。

● 阿金醫師在說，你有沒有在聽！ ●

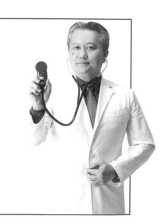

　　對於患者的病痛或疾病，醫療不見得能治癒，但我們經常可以解除他們的疼痛與不適，生理上如此，心理上也是如此。

　　讓患者與家屬感激的，不限於醫療團隊「把病人治療好了」。有時候，了解病人與家屬的「期望」，能力範圍內盡量協助他們達成心願，他們同樣感動萬分。

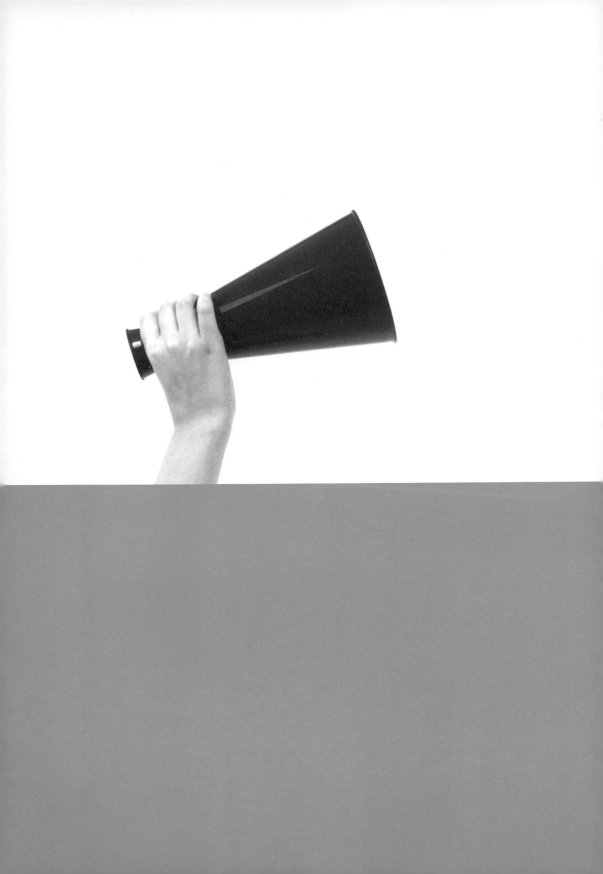

白目憤青

PART 2 阿金醫師勇敢而發
真心話大冒險

給一時想不開的人一個**回頭的機會**

人總是會因為一時衝動或想不開而做錯一些事。
大部分時候，我們都樂於給他補救機會，他們確實有機會補救。例如：
有人腦波比較弱、一時手滑網購了昂貴的商品，事後反悔，還好他可以
退貨。有人則在高速公路上，一個閃神，錯過了交流道，他也還可以從
下個交流道下，再折返就好。

　　一樣想不開的心，兩樣截然不同的情。如果有人在心情悲傷、
情緒低落或者和心愛的人吵架之後，一時想不開去尋死，那麼，我
想你也一定希望能夠給他一個回頭的機會，對吧？連續劇上都經常
這樣在演：有人在割腕、吞安眠藥自殺後，無論是被人發現或是自
己事後反悔，大部分都還能補救處理，不至於鬧出人命。

　　各位知道嗎？如果劇中的人物是選擇喝「巴拉刈」自殺的，那
麼，他就沒有回頭的機會了，即使只是喝了一小口就馬上反悔，或
者就馬上氣消了，或者突然驚覺「天無絕人之路」，無論如何，就
是已經來不及了。看到這樣的結果，會不會覺得太可惜了，為什麼
老天爺就不能給他一個機會呢？

　　接下來，我要分享加護病房裡的兩個故事。甲女 50 多歲，家中
務農。因為氣兒子不工作，一時想不開喝了一口巴拉刈。

乙女 60 多歲，在家中長期受先生言語謾罵、拳腳相向。某天因為細故被先生以髒話辱罵，羞怒之下，吞下大量家中本來就有存放的安眠藥。

其實，兩位女主角都是一時氣不過來，吞食家中隨手可以取得的「毒藥物」，但因為兩種毒藥物的毒性懸殊，結果當然就是天壤之別。她們在氣消了之後，都沒有想要「再自殺」的念頭，都希望能夠趕快好起來。

乙女經洗胃後，沒有出現明顯的毒性症狀，很快就出院了。甲女就沒這麼好運了，發生了急性腎衰竭、呼吸衰竭及肺纖維化，雖經積極治療，醫療團隊努力了十多天之後，仍回天乏術。（其實，真的很巧，當天還有一位老農夫，也是喝巴拉刈自殺，但是因為喝的量比較大，所以，在急診就死亡了。）

回頭的機會不必跟老天爺要。乙女因為吞食了毒性較弱的安眠藥，結果老天爺給了她一個回頭的機會。這並不表示乙女的作為是「故意」或「作態」，在吞藥的當下，她的自殺想法是很強烈的，只是碰巧用了隨手可得的藥物，而這藥物的毒性沒那麼高。甲女吞食的是劇毒的巴拉刈，老天爺沒有給她一個回頭的機會。

身為一名重症醫師，照顧過不少因為喝了巴拉刈而後悔的個案，他們很想要有重生的機會，無奈現有的醫療技術並無法挽回這劇毒所造成的傷害，最後我們也只能遺憾的看著病人，一天天的惡化，最後「喘著」離開人世。

其實，不必靠老天爺，我們就能給他們一個回頭的機會。這就是為什麼有愈來愈多國家推行「禁用巴拉刈政策」。只是這個政策在臺灣被提出來討論時，某些網友認為政府「沒有對症下藥」、覺得這是一個「腦殘」政策等，有很多不堪入耳的批評。這些批評，可能是比較不了解實況的人，以「自己的常識」想像出來的，從重症醫師的角度來看，並不是如此。

有些人會說：「會去自殺的人，就是自己不想活了，我們幹嘛還要去救他？他這麼不珍惜生命，救回來，還不是又會去尋死，這樣不是在浪費醫療資源嗎？」

正好相反。企圖自殺的人，在一年之後，有九成八的人仍然存活，僅有2%的人會因再次自殺而死亡。可見大部分人的自殺企圖，都是在一時衝動、衝突、壓力下發生的。想要結束生命的人，只是想結束「當下的痛苦」，但在危機過後，經常會有轉機出現。

我們應該努力給每一條生命，一個轉念回頭的機會。絕大多數企圖自殺的人，並不會一直尋死，「想死的人一定會找到方法去死」是個迷思、錯誤的說法。

如果我們的家人或朋友在低潮中想不開，想要結束生命，我們多半是會伸出援手的。雖然我們也許會因為生氣，或是覺得羞愧（因為自殺仍是我們社會的禁忌），而一時失去同情心、同理心，或者

因為從小被教育不能失敗、要自立自強，而不好意思主動求助，卻也忘了應該去幫助困境中的人。人或多或少都曾經在困境中被拉一把的經驗，那些身處自殺危機當中的人，也很需要我們去傾聽、陪伴與幫助。

禁用巴拉刈或許不能減少「企圖自殺」的人數，但是禁用這種劇毒的藥，可以減少因自殺而死亡的人數，也就是能夠減少「自殺死亡率」。我們不可能禁掉所有的自殺方法，但是一定可以讓我們的環境更安全一點，讓生命不至於在轉彎處失足。（註：經過各界多年的努力，政府自 2018 年 2 月起禁止加工及輸入巴拉刈，2019 年 2 月起禁止分裝，並自 2020 年 2 月起禁止販售及使用。）

阿金醫師在說，你有沒有在聽！

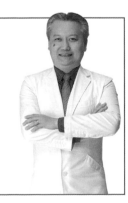

　有人說「想死的人，就算禁了巴拉刈，他還有千百種死法啊！難道要全部都禁嗎？」

　我們當然不可能禁掉所有的自殺方法，但是一定可以讓我們的環境更安全一點，讓生命不至於在轉彎處失足。請給一時想不開的人，一個回頭的機會！

打醫生的孝子
為什麼必須道歉？

以前的人做事不敢不慎，他們認為人在做、天在看。

現代的人卻很少會自我反省，老是覺得「千錯萬錯都是 they 的錯！」

這種想法是從小時候就養成，為了幫孩子護航，自己跌倒是「地板壞壞！」吃東西燙到是「貢丸湯壞壞！」犯了罪是「朋友壞壞！」……

　　某年母親節前夕，本土劇藝人帶母親前往醫院急診就醫，因為不滿醫護人員未依他的「指示」幫母親戴上氧氣面罩，而以不雅言語辱罵急診室醫師及多名護理師，甚至揮拳毆打醫師。根據在場護理師當時轉述，打人的藝人身上有酒味，還被後來趕到急診室的父親趕出急診。

　　事後，他在臉書發文「討拍」，指責急診醫護人員的不是，合理化他的行為是因為出於「孝順」，貼文更獲得超過 7 萬個讚。急診醫師事後驗傷提告，檢察官認為打人的藝人犯後無悔意，態度惡劣，且利用自身影響力在臉書等發文顛倒是非，因此依傷害等罪提起公訴，建請法院從重量刑。

　　以前資訊比較不發達，做錯事或做了壞事，就覺得會被老天爺懲罰，以為指月亮會被割耳朵，做虧心事會被雷劈，甚至連身體有

什麼病痛或遭遇了什麼不好的事情，總是會先想想自己是不是哪裡做錯了。

但現在的人變聰明了，知道月亮上面沒有嫦娥、天上沒有雷公。身體有病痛或做壞事的歸因雖然有改變，卻不是這麼科學，不會自我反省也罷，反而更多人喜歡以此歸因「一定是被別人害的！」

而且這種「都是別人的錯」的想法，往往是從小時候就開始養成。像是小孩學走路、學騎腳踏車跌倒，有的父母馬上拍打地板說「地板壞壞！」帶小朋友去就醫，小孩看到醫生就哭，媽媽會說「醫生叔叔壞壞！」孩子吸毒、打架、偷東西被抓，父母會哭哭啼啼地說「他本來很乖很孝順，一定都是被朋友帶壞的！」

其實，不只有父母護航孩子會有「千錯萬錯都是別人錯」的誤解，媒體上也經常看到一些非常不合常理、不合邏輯的歸因報導：

- 無照酒駕自撞而腦出血，家屬告醫生沒把他治好。
- 毒販逃跑自摔骨折，就告警察不該追給他跑。
- 過馬路闖紅燈被撞，就告機車騎士應注意沒注意。
- 孩子得到癌症，就告老師體罰過重，造成免疫力下降。
- 違規停車被開罰單，就罵政府說死要錢。

反正，永遠就是自己沒錯。民眾會這麼歸因，有些可能是因為無知，有些則是因為自己感到內疚、自責、無助，以至於不想面對現實，或根本惱羞成怒，只好把矛頭指向別人。只是今天幫孩子推卸責任，明日他就學會推卸責任。我們從小就應該要教小孩，反省自己的錯、為自己的健康和行為負責任。

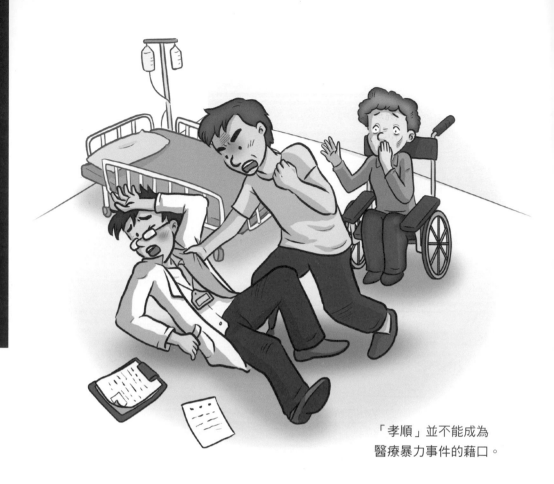

「孝順」並不能成為
醫療暴力事件的藉口。

　　在醫院，真的很常碰到這種「千錯萬錯都是 they 的錯！」的人，
有些人還自詡為「孝子」，為了幫父母出一口氣，對醫護人員暴力
相向。我當然非常肯定，也不會去質疑孝子平日的「孝順」，但醫
院是生死交關的場所，使用暴力事關重大。基於以下理由，新聞報
導中，在急診毆打醫生的孝子必須道歉。

為「不孝」道歉

　　孝經說「不孝有三，無後為大。」阿金我則認為在醫院使用暴
力對待醫護人員，則是「不孝有五，而且每一項都很重大。」

其一，父母親或長輩的救命醫師，可能因為被打，而影響救治工作、防礙救命的進度，就是不孝。（如果因而錯失了插管時間，就必須負最大的責任！）

其二，父母親原本應該要感激救了自己一命的醫療人員，卻可能要因為子女的不當行為，對醫療人員感到萬分抱歉，甚至要替子女賠罪。讓父母為難，就是不孝。

其三，即使孝子是酒後亂性、意識不清惹的禍，尚需休養的父母親仍要拖著病體，為這齣鬧劇一再地擔心與蒙羞。這不是不孝，什麼才是不孝！

其四，因為衝動而發生的暴力舉動，恐怕會讓知道此事的人，開始討論起以往的教育問題，其中不免包含家庭教育。讓父母與師長難過，就是不孝。

其五，暴力舉動恐怕讓急診室天下大亂，耽擱其他同為人父母者的治療（當然也讓醫師父母煩憂傷心），甚至加重病情而須住院治療。對其他人的爸媽來說，也是不孝的表現。

為「無知」道歉

再來，他還必須為自己對醫療的「無知」道歉。不只向父母、長官（電視臺）、親友、支持你的人，還有要跟你一樣無知的網民，一一道歉。就當下患者的情況，明明必須馬上插管，才能救命，卻因為「孝子」對醫療的無知，以為救命就是要用氧氣罩，引發了一連串的「無知」效應，殃及關心此事件的人。

　　倘若醫療人員屈服於家屬的要求（或暴力），改採用氧氣罩，恐怕就會耽擱治療的黃金時間。民眾萬一以為治療就是要戴氧氣罩而不將家屬送醫，那更是會危害到親屬的生命安全，他也應該為這樣的醫療「無知」道歉。甚至，他的「無知舉動」讓大家開始討論起鄉土劇中，更多的「無知」醫療行為，讓電視臺的編劇、導演、主管的「無知」，被更多的人發現，可謂「躺著也中槍」。

　　除此之外，也必須為那 7 萬名在他的貼文點讚的網民道歉。網民因為相信他的「無知」而引發他們心中埋藏已久的「無知」，出面相挺反被專業醫療人員機會教育。甚至為了挺他這位「無知」的孝子，還出言恐嚇醫療人員，以致得面對法律制裁。他個人的無知把一票人都拖下水，難道不用道歉嗎？

為「崩壞醫療」道歉

　　打了一位醫生，可能會嚇跑千千萬萬位醫生。就像朝著樹上的鳥群開了一槍，即使只射中其中一隻，但剩下的小鳥們難免害怕遭受波及，嚇得落荒而逃。在這個醫療崩壞中的世代，成千上萬的醫療人員因為你的出手，心更死了，似乎不必再為了「留」或「不留」掙扎了。

　　暴行與暴言加快了醫療崩壞的速度，當事人雖然名留「醫療崩壞史」，但是醫療體系的後續效應，卻讓自己的父母、親朋好友，和 7 萬名表示支持的網民與其家人等，未來的就醫環境更困難了。萬一（我是說萬一），風水輪流傳，某天「孝子」被打了、或發生車禍、或被雷劈就……。

好吧，先不這麼說得這麼絕了，畢竟孝感動天，上天可能因為他孝順，讓他長命百歲，但人總是會老，想想看，一個人老了，卻發現沒有專業醫療人員來照護時，那該如何是好？

向「氧氣罩」道歉

最後，必須為肩負「汙名」的氧氣罩道歉。一般的病人若因血中氧氣偏低，一開始的確是可以先用「氧氣罩」提供氧氣（電視劇也都是這麼演的）。但對於像新聞中這位比較嚴重的母親，光是「氧氣罩」是不夠的，必須「插管」使用呼吸器才行。

醫師明明在準備為病人插管了，藝人卻堅持一定要用氧氣罩，後來網民也隨之起舞，撻伐醫師做法錯誤，殊不知醫師已經在提供比「氧氣罩」更高規格的維生設備了。當然，還是有專業醫療人員跳出來回應「這個時候給『氧氣罩』，根本沒有用處！」無辜受到牽連的「氧氣罩」，是應該要得到一個抱歉。

阿金醫師在說，你有沒有在聽！

醫療是個高壓力的救命工作，醫療人員努力付出卻換來網路上公開抨擊，而且是不明就裡、以訛傳訛的撻伐，無論其出發點是否為「孝順」，對醫療人員來說，都是很大的打擊。

隨便罵一句話、揮一拳、踢一腳、推一把……，都有可能會澆熄熱情，多一點包容、多一句感謝、多一聲支持，就是他們最強大的支撐。醫療人員需要的就是這麼簡單。

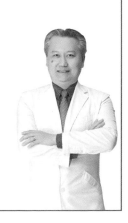

護理師愛喝珍奶
背後不為人知的真相

護理人員的辛苦,只有珍奶最清楚。

偶爾都會在新聞上或者是社交平臺,看到民眾貼出「護理人員很喜歡外訂飲料,尤其是珍珠奶茶,難道是因為他們特別容易口渴嗎?還是特別愛喝珍奶?」護理師愛喝珍珠奶茶,背後有個心酸的理由:忙到沒時間扒飯,只能吸「珍珠奶茶」果腹。

珍奶是機動性補充能量的首選

民眾可能以為護理師很悠閒、很享受,上班還可以訂飲料。護理師說:「你以為我們想喝啊?那是因為沒時間吃飯!沒時間吃飯!沒時間吃飯!」不然大家以為,為什麼護理師放著正餐不吃,要吃一堆這些餅乾和零食啊。

喝珍奶是表示護理師們忙到根本沒時間吃飯。忙碌的時候,珍奶就是護理人員最要好的朋友。喝一兩口奶茶,就可以稍為補充血糖,要不然餓到頭暈手抖了,怎麼打針、抽血、量血壓。吸一口珍珠,就可以邊工作邊咬,至少心裡安慰著自己:「我有在吃東西!勉強果腹、減緩飢餓感,下班再來吃冷掉的便當。」隨身帶一點糖果和巧克力,可以防止餓過頭的低血糖,很多護理師都會這麼做。珍奶就是機動性補充能量的首選。

有些管理階層會說「護理師把飲料杯放在桌上有礙觀瞻！」甚至有些醫院會禁止護理站訂飲料、禁止桌上擺飲料、禁止跟門診的時候喝飲料。還曾有媒體報導某醫院以「環境衛生檢查」之名，對護理人員行「職場霸凌」之實：把護理同仁放在櫃子裡的食物、飲料，全部都掃在地上！

桌上為何會擺著飲料？報告長官：「那是因為一次只能喝一兩口啊！她們哪有時間把一杯飲料一次就喝完。」護理人員經常會忙到沒時間吃飯只喝水，櫃子裡面的水壺是用來補充水分的，餅乾、糖果、泡麵是可以快速果腹的，不問清楚，就以有礙觀瞻把人家的食物扔在地上，實在是很傷人。

因為放在冰箱裡，得要多走好幾步路，才能喝得到。有時候還沒走到，就要被 call 走了。一杯飲料這樣分段喝已經夠可憐了，難道還只能像小偷一樣，躲起來偷偷地喝嗎？還有些護理師無奈地把飲料放在桌子底下，或硬是收進桌子的抽屜裡。

護理師的珍奶＝勞動條件需改善

有人說「珍奶、糖果根本就是過勞指數的最佳體現！」報告長官，護理師也很想跟你們一樣，用餐時間一到，就去美食街，點個餐，坐下來好好吃飯。要珍珠奶茶消失的方法很簡單：改善護理師的勞動條件，減輕護理師的工作量，增加人力，讓她們能夠準時、有足夠的時間吃飯就可以了。

「桌上出現珍奶表示勞動條件極需改善嗎？」長官的思維就是：

097

那簡單，就禁止桌上出現珍奶，就沒有過勞問題了（嘿嘿嘿！）這種鴕鳥心態、這種做表面的事，屢見不鮮，只想著表面上乾淨，完全沒有想要解決最根本的問題。反正再有人「反應問題」，那就一定是他本人「有問題」！

沒有人願意「食物」配「記錄」。求求這些長官去了解這些基層人員背後的心酸，替他們解決問題，而不是去解決提出問題的人。不要為了表面功夫而澆熄護理師的熱情。這些護理師從小到大，媽媽都沒餓過他們，但是到臨床工作以後，卻因為太忙而挨餓，看了很難不心酸。

以後，若看到護理師訂飲料、口中咬著糖果或珍珠，請體諒他們。若看到桌上有珍奶，請多多關心他們的勞動條件。套一句周星馳電影的臺詞：「桌上有沒有珍奶不是護理師決定的，是由管理階層決定的！」能夠有時間好好吃飯的話，誰會想要把珍奶當飯吃。

阿嬤最後的心意

很多患者對醫護是既疼惜又愛護的，即使是臨終前的病患。那天，加護病房一位阿嬤患者停掉了升壓劑，家屬正在跟她道別，聽聞住在外地的弟弟也來過，做完四道（道謝、道愛、道歉、道別）了，我轉頭提醒阿嬤的兒子：「你們在這裡陪阿嬤說說話，時間就由阿嬤自己決定。可以想想，阿嬤還有沒有什麼還沒有完成的心願，盡可能幫她完成。」此時阿嬤的血壓，還有 80 ～ 90mmHg。

當天中午開會時，接到專科護理師的 Line 訊息，傳來了兩大袋裝著手搖飲料的照片，算一算有十多杯珍奶。原來是阿嬤的家屬表

示，阿嬤之前就想請大家喝了，他們認為，平時就好客的阿嬤，一定是覺得還沒能向醫護人員致謝，所以還捨不得走。

畢竟，我當天早上才在粉專高調宣告減重目標，實在不適合再喝下一杯珍奶。到了下午三點多，專科護理師找我到ICU病房，說「陳醫師，我們都喝過珍奶了，只剩下你的還沒喝。」護理師向我使了個眼色，繼續說「阿嬤血壓現在還有 50 ～ 60mmHg，子孫們都還在床邊陪伴，這是阿嬤最後心願⋯⋯。」拗不過護理師一再提醒，我拿了一杯，想說等等進值班室再喝。

神奇的事發生了。我都還沒走到值班室，專科護理師就追了上來，喊「心跳停了！」我心想，不會那麼巧吧。我疾走回到護理站，機器顯示阿嬤心跳雖然有回來，可是已經很慢了。我走到病床邊，拿起珍奶喝了一口，親自向阿嬤致謝，謝謝她「最後」的心意，感佩她在走到人生終點前，依然不忘提醒子孫們，要向醫療人員表達謝意。再回到護理站，就看到阿嬤心跳正式停止了。

阿金醫師在說，你有沒有在聽！

看事情不能只是看表面，想要批評或是撻伐前，還是要先了解一下別人所做的是不是有所苦衷。無論是病人、家屬或者是醫院的管理階層，有時候，多一分體諒，即使只是一聲謝謝，也能讓辛苦的護理師們感到欣慰。

珍奶，有時候是提醒我們一個長期需要解決的問題，有時候則是一份感謝之意。

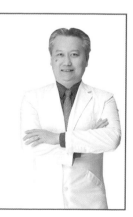

醫師同為病人才懂
為何**無法面對治療與死亡**

要一個人換位思考，真的很難很難。

尤其完全沒有經歷過的人生，根本想像不出來，就連醫生也一樣，沒有生過的病，只能盡量給予最適合的治療建議，對於患者「無法面對治療」的心中小劇場，很難深刻體會，大概只想大喊「醫生在說，你有沒有在聽！」

　　不過，就打鼾與睡眠呼吸中止症的病人「為什麼不願意接受CPAP（連續正壓呼吸器，是一種在呼吸道施加壓力的人工呼吸器）治療」這部分，我倒是很容易以病人的角度來思考。因為我本身就是打鼾與睡眠呼吸中止症的患者。這同時是我始終堅持，即使加護病房的業務再忙碌，都要維持每週一個夜診，是專門看「打鼾與睡眠呼吸中止症」的門診。

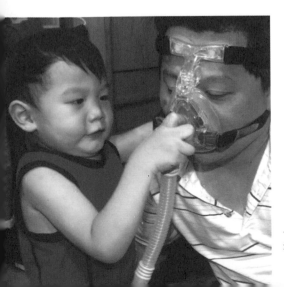

　　一路走來，我也是跌跌撞撞後，才被診斷是打鼾與睡眠呼吸中止症。到目前為止，我晚上戴著CPAP睡覺已經有十八年了（正好跟我的重症醫師生涯一樣長）。由於能體會病症的苦，乾脆把接受CPAP治療以後，人生的改變寫成故事，與病友分享。

兒子虎虎還小的時候，每晚都堅持「幫」
我戴好CPAP，才願意去睡覺。

三個「不」讓患者對治療卻步

我希望能透過自己的故事，讓病友知道我懂他們，最主要目的當然是要鼓勵他們接受治療。在門診裡，看過這麼多病人，我發現某些曾經不願意接受治療的原因，大致分成以下三個層次：

對疾病認知不足

這裡指的不只是病人本身對疾病與其治療方式的認知不足，其實，若非睡眠專科的醫師，多數醫師對於此疾病的了解也很有限，不太可能同理患者的「怨言」，也無法傳遞最完整的訊息。

不願意面對疾病

一個人即使了解自身的疾病，也知道不治療的嚴重性，卻可能因為不信任醫生、沒有治療動機，因此不想去面對疾病，選擇逃避療程，以為逃得愈遠愈好。

不舒服的無助感

很多患者以前終於鼓起勇氣嘗試治療，卻在試戴 CPAP 時，遇到其他難題或不適，偏偏跟親友抱怨、詢問醫護時，得到的答案總是「你要忍耐，這都是為了你好！」根本求助無門。

這三個層次適用於任何一種疾病且「想放棄治療」的患者。當醫生本身也是病人，更能體會他們的內心小劇場，故可以從持續不斷的、多重管道的衛教與鼓勵，來改善病人的認知與觀念。由於了解病人的「抱怨」，更知道夫妻間對這個疾病的爭執點，我似乎相對容易取得病人的信任，與他一起尋找治療的動機：最在乎的症狀是什麼、願意為了誰而接受治療。

　　另外，從診斷到治療，一定要讓病人感受到醫療的方便與快速。漫長的等待過程，只會持續消磨病人接受治療的意願。積極的替病人解決他在佩戴 CPAP 所碰到的任何問題，就能讓他覺得，只要願意接受治療，就能享有 VIP 級的對待，最重要的還是，從此就能享受「VIP 級的睡眠品質」。

「一輩子觸動我心的男人。」

　　這句話若由一位看起來像黑道老大的男人口中說出來的時候，實在會讓人雞皮疙瘩掉滿地。講這句話的人，是我們醫院急診的翁子傑醫師。他有著和外表「不一樣」的溫柔心思。2016 年年初，他在醫院和大家分享他「重生」的經驗，講題是「死亡，原來我們這麼近！」

　　翁醫師身材壯碩，理著平頭，給人一種不怒而威的感覺。有一天他騎著腳踏車，來急診上班的途中，突然覺得大腿疼痛。原本以為只是肌肉拉傷，沒想到他竟然喘了起來。到醫院後緊急經過心臟科醫師詳細檢查，才發現那是所有急診醫師都聞之喪膽的「超緊急」重症，剩餘生命是以分鐘在計算的──主動脈剝離。主治醫師馬上替他安排手術，還裝了葉克膜（ECMO 體外循環機），在加護病房住了幾個星期。

　　身為一位急診醫師，平常在遇到這種「超緊急」重症，以他的專業訓練都還能很淡定的安排檢查與手術、進行急救，然後向家屬說明。可是當他自己切換成病人身分，而且還是這樣一個隨時都有可能會死亡的疾病時，內心衝擊可想而知。他清楚知道這個疾病的

無情。加上自己的孩子還很小，更是加重他的不安與恐懼。他害怕的並不是自己的死亡，而是對自己所放心不下的人的未來，感到無助與擔心。

好不容易從鬼門關走一遭的翁醫師，我本來以為他會避談生病期間的種種，尤其是在加護病房那段插管、使用呼吸器的日子。結果他主動跟我說：「學長，我想要和大家分享重生以後的感覺。」講題就叫「死亡，原來我們這麼近！」

翁醫師在佲大演講廳，凝視著一張照片許久，那是一隻握著他心臟的手。他說「真正觸動我心的男人（The men who touched my heart），是真正摸過我的心臟的人，他是真正感動我的好朋友。」翁醫師說的就是心臟外科的兩位醫師——鄭伯智主任和許向平醫師，而許醫師和翁醫師還是醫學院同期的同袍兼好友

至於，替自己的同袍好友，動這麼一個「超緊急」手術的感受如何？許醫師回憶說：「翁醫師身上的傷口都是我劃的，一刀又一刀劃下去，我的心好痛、好痛，我再也不想在我認識的人身上劃刀了。」即使再專業，當躺在手術臺上的人是自己的好友時，依然糾結。

「我只能擦乾眼淚，專注在自己醫生這個身分，才能冷靜判斷！」許醫師還記得開刀房助手，提醒兩位醫師是否要休息時，他回答：「不用，這是我的好朋友，我要自己處理。」還好整個手術過程很順利，他才能在分享會時半開玩笑的說：「子傑說他還想要繼續當醫師，我壓力好大啊！」

這場演講的目的之一，是翁醫師想以病人的身分，告訴臺下以醫護工作為主的聽眾，病人最在乎的幾件事：

「我每天都好期待會客時間。」所以希望自己在會客時，是醒著的。是啊，在加護病房被插管的病人，一整天都昏昏沉沉、睡睡醒醒的，的確在那短短的半個小時會客時間，是多麼的期待、多麼的珍貴。所以，我們都盡可能在會客時間，會先停掉鎮靜安眠的藥物，讓病人醒著。

「我頭好癢，好希望能剃光頭。」不能洗頭讓人受不了，但是醫療人員似乎不太理解，可能覺得只是無理的要求。不過，這個剃光頭的要求，我還是第一次遇到。頭皮很癢，需要洗頭這事，我們倒是了解，也都會盡量安排。

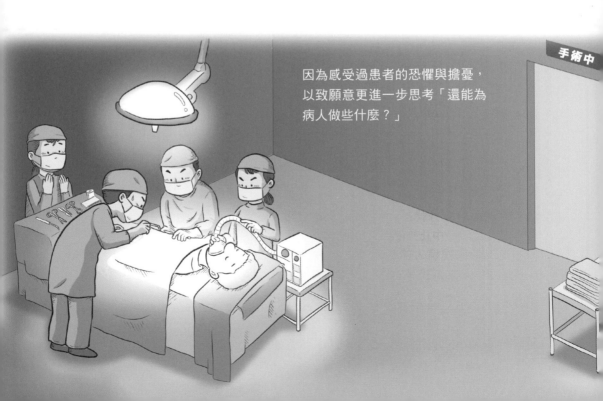

因為感受過患者的恐懼與擔憂，
以致願意更進一步思考「還能為
病人做些什麼？」

「鼻胃管插在鼻子裡，我就好像一頭牛的鼻子被套了鼻環，被強拉著走！」哈！翁醫師這形容，真的很貼切。「拔鼻胃管時，當然速度要快。快！快！快！快！快！」原本我們都以為拔慢一點才是溫柔，病人才不會痛，多虧翁醫師的分享，我們才知道「快，才不會痛！」

最後，翁醫師說到自己住院那段期間，躺在病床上大小便、洗澡等，生病讓人不得不拋棄尊嚴，只有自己經歷過，才會明白面臨死亡過程的恐懼及不安，而安寧是可以幫助最多死亡病人的一個領域。翁醫師後來就真的投身安寧這個領域了。他了解這個過程的痛，也希望能夠幫助更多的病人面對這個痛、減少這個痛。

阿金醫師在說，你有沒有在聽！

「死亡的可怕，不是在於對自己未知的未來感到可怕，而是對自己重視或心愛的人的未知未來感到無助與擔心」。

當醫師的身分轉換，也成為病患時，無論是慢性的睡眠呼吸中止症，還是超緊急的主動脈剝離，才能真正同理病人的擔心、無助與恐懼，也才能更同理病人的感受。

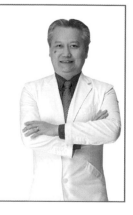

要家屬『將心比心！』
不是最好的溝通

對大部分家屬來說，沒有「將心比心」這回事！
當醫生這麼多年來發現，叫家屬「將心比心」，並不是一個好的溝通方式，有時候反而適得其反。當自己的家人面臨生死交關，他們只會記得要求別人「將心比心」，卻很常忘了要對別人「將心比心」。

　　門診時，別人在看，自己在等的時候，就嫌醫師看太慢。自己在看，別人在等的時候，就嫌醫師看太草率。急診時，別人出血、喘不過氣、血壓一直掉，甚至已經命危，都是他家的事，反正「我很急！」醫師就是要趕快幫我看。反正「我是要趕飛機的人，就是不能耽擱到我的寶貴時間！」

　　我早在二十年前，當第二年住院醫師（R2）時，就有很深刻的領悟。那時，有位老太太在加護病房一段時間後，病情改善了，要轉回原來普通病房的床位。

　　先補充說明一下，以前某醫學中心都是由總醫師控床，為了確保某些教授的病人都有床位，因此當他的病人若病情惡化轉入加護病房時，原病房的床位是不會被開出去的，一定要保留個幾天，等待病人症狀改善，才能順利回到原床位，否則總醫師就要遭殃了。

　　我向老太太高貴的女兒（直到現在，我都還記得她拿著名牌包包、全身貴氣的打扮）說明要轉回原本病房的床位。貴婦說「我不要，都是因為隔壁床一直在咳，我媽媽才會被傳染的。我不要我媽住原本的床位。」我心裡想：根本沒有別的床位了啊，這已經是特地保留的床位了。

　　於是，我很老實地去查了一下，隔壁床的病人到底生的是什麼病。原來，老太太隔壁住的是慢性阻塞性肺病的病人，確實有細菌感染，但那和老太太所感染的是不一樣的細菌。我像是找到反駁的理由，理直氣壯的跑去回覆老太太高貴的女兒：「小姐，隔壁床的病人感染的細菌，和您母親感染的細菌不同。您母親不是被她傳染的。」

　　貴婦說：「我不管！我媽就是被她一直咳，才會感染的。我們是不可能再回到那一床的！」我心裡那股年輕氣盛的正義感，就突然按捺不住，跳了出來：「如果要擔心被傳染，應該是隔壁床要擔心被您母親傳染，因為您母親感染的是『多重抗藥性細菌』。」話才說完，她就拍桌子大罵。

　　「你太沒醫德了！」嗯，「鯛民」用「醫德」來合理化自己無理取鬧行為的事，古早時代就有了。「你怎麼可以說我媽媽會傳染給別人！」我心想「奇怪了，您剛剛不是一直在說，別人傳染給您母親嗎，啊細菌傳染本來就是『互相』的，也『不分貴賤』的啊！」我只能默默抗議，因為我已經被「沒醫德！」這頂大帽子給嚇傻了，根本什麼話也說不出來。

　　貴婦似乎好不容易逮到機會，對著我就是一陣猛罵。嚇到無法思考的我，只依稀記得有聽到她說「我要告到你們院長那裡去！」「像你這樣的人，根本就不配當醫生！……」然後，我就什麼都聽不進去了。

　　我當時唯一害怕的只有：我會不會因為這樣就被告，從此以後就當不成醫生了啊。那是一個手機還不普及，無法隨時錄影存證的年代，更是沒有醫勞盟（臺灣醫療勞動正義與病人安全促進聯盟，英文簡稱 TMAL，於 2012 年 9 月 11 日成立）可以爆料的年代。於是，我只能靠不斷地自我療癒，撫平驚魂未定的恐懼。

　　坦白說，這個陰影就這樣在我心中藏了十多年之久。不過，因為這個事件，讓我開始思考與揣摩「跟病人家屬說話的藝術」，也總算知道，即使是有憑有據的「事實」，只要是家屬不愛聽的、不能馬上接受的，就是不能「直接」說出口。更領悟到「人在生氣時，最好不要講話，否則講出來的話，將來一定會後悔。」氣頭上，真的很難用理智去思考，因為理智會被情緒「綁架」。

　　從醫生涯，我不斷在學習，要如何說「對」的話。畢竟，有些話說出去，只能讓自己爽個五秒鐘（或可能更短），卻要因此困擾好多年。所以必須知道，什麼是「最容易說錯的一句話」，什麼又是「家屬願意『聽進去』的話」。這麼多年下來，我體會到，要用「站在家屬立場」「以病人的利益出發」「家屬情感上能聽得進去」的言語來說話。這些話，才會讓家屬願意繼續聽你說下去。

還有更重要的一點，是千萬不要妄想家屬可以「將心比心」，不管是要他們站在醫護的立場，或站在其他患者（與其家屬）的立場。因為，在很多患者家屬的心中，他們只在乎自己的親人好或不好，其他人的事都與他們無關。

與此同時，我格外提醒自己，當自己某一天成為患者家屬的時候，縱然心急如焚，還是要盡可能要求自己「將心比心」，別讓自己成為那個曾經被你討厭的那種人。

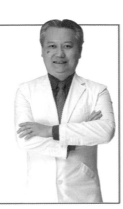

阿金醫師在說，你有沒有在聽！

別讓自己的理智被情緒綁架。生氣時，最好少說話。我們身為醫護人員，要站在家屬的立場思考：什麼才是他們願意聽，而且聽得下去的話。

不是光顧著講自己想講的，即使是事實，也要考量家屬在情感上能否接受，只有想辦法讓他們接受，他們才會願意合作。

為什麼重症醫師
要與『神明』為友？

在無助時，家屬抱著姑且一試的心態，就把「神明」請出來了。

看著自己的至親躺在床上，家屬難免想要在醫療處置下，另謀一條生路，看能不能雙管齊下，讓病情好轉。其實，很多「神明」交辦家屬的事，都是無傷大雅的，醫護不妨平常心看待，多點關心，試著和他們站在同一陣線。

　　加護病房的病患家屬因為擔心焦急，經常會有尋求神明或民俗療法的做法。但是學西方實證醫學的醫師，通常會對此不以為然，逼得家屬只好偷偷請「貌似友人」的高人，趁著探病時間暗中「作法」，或是趁著護理人員不留意時，偷偷地灌／灑裝在寶特瓶中的「符水」，以至於搞得兩造諜對諜。有時候，醫院為了撇清責任，還要求家屬寫「切結書」。

　　醫師反對的理由很簡單，「我怎麼知道這裡面是什麼東西？會不會有毒？」其實，疑心家屬會毒害自己的家人，真的是想太多了。仔細想一想，符水就是炭灰而已，沒什麼大不了的，中秋節烤肉時，大家不是都吃很多嗎？醫師生氣的最主要原因，大概是因為權威被挑戰、覺得不被信任吧！

　　我的看法是，這不過是家屬在無助之下，尋求「協助」、抱著

姑且一試的心態，並非一定是對醫療的不信任。醫師應平常心看待，不必過度反應。反倒是，如果醫師因而生氣或要求家屬簽切結書時，才是破壞彼此信任的開始。我們要思考的是，要如何與「神明」為友，讓祂與我們處在同一陣線，共同「治療」病人。

主動開明（肯定家屬想要盡一份心意的努力）

每次在做完病危病人的病情解釋之後，我都會主動跟家屬說：「我們的共同希望是可以把病人治好，如果你們有什麼宗教信仰，例如需要禱告、拜拜、灑符水……，只要能夠一起來幫忙的，我都不反對。」當然，講這個之前要大概掌握對方的信仰與接受度，才不會引起反感。

通常家屬聽到我這樣說，都會先愣住，然後鬆了一口氣。（這位醫師怎麼這麼通情達理，原來使用符水可以不必偷偷摸摸喔。）然後，我還會當著家屬面前，特別向護理師叮嚀「記得把家屬付託的護身符、加持過的衣物，置放在指定的地方，而且千萬不能搞丟。」之前就有聽說換床單時，把「護身符」一起丟了的事件，家屬當然很生氣，因為弄丟的不只是護身符，還是家屬的一片真心。

有人堅持反對這些事，認為是迷信，我倒是把它當成是彼此建立互信與共識的一環，讓家屬為親人「盡一點力量」，無傷大雅。畢竟，信仰在人無助時，是很有力的倚靠，一時半刻也不可改變。換個角度思考，當家屬有此需求時，表示他們了解「病情的嚴重性」「醫師可能無能為力」，因此「需要靠神明幫忙」，這將有助於消除家屬對治療的過度期待（行話叫有 insight，有病識感）。

簽切結書（防衛與切割後，雙方站在對立的兩面）

曾經有位病人由另一個加護病房轉入時，早就有交班提醒「家屬很迷信，而且對醫療極度不信任！」從病歷裡滿滿的各種的「切結書」，就猜得到醫病之間有多少防衛與不信任了。

果然，轉入後沒過幾天，護理師就來跟我說：「昨晚家屬堅持要在凌晨一點來灌餵患者『魚湯』，而且一定要整碗灌完才可以。」護理師很謹慎，他覺得這樣做肯定是事有蹊蹺，特地跟我報告。其實，這也沒有很奇怪，我掐指一算，就知道這種挑特定「時辰」來餵食的計畫，肯定是有夾帶加持過的符水（真的是難為家屬了，還要想盡辦法來偷渡。）

當天，剛好碰到那位患者的家屬，我就直接表明不反對這種行為的立場，還直接告訴他說：「小時候，我阿嬤也給我喝了不少符水呢，我知道阿嬤不會害我，是為了我好。……」看他表情的轉換，我就知道他卸下心防了，坦承自己餵的魚湯就是在餵符水。接著，我還問他下次什麼時候要餵，不用這樣偷偷摸摸地來，提早跟我說一聲，我會事先交代，通融他進來。

身為醫師，我還是必須給予提醒「魚湯喝太多，病人也沒辦法吸收，能不能改用少量清水就好？」另外，也跟家屬說：「據我所知，有時候，這些符水只要沾沾嘴脣，擦擦身體就會有效！」因為我已經先退了一步，和家屬站在同一陣線上了，所以我的建議他們自然聽得下去。這就是醫病雙贏的做法。

善意提醒（六神無主的家屬迫切需要的是關心）

透過感同身受的提醒與通融，家屬會感受到醫護的關心，認定雙方都是站在同一陣線的（雙方的出發點都是為了患者）。其實，看著自己的至親躺在床上，他們在這個時候是很脆弱、六神無主的，尤其很容易被騙。我都會提醒家屬，若有親朋好友介紹他們昂貴的偏方，要小心是詐騙。至於去廟裡燒香拜拜等，不需要花太多錢的，我們都不會反對。透過這樣的善意提醒，防止不肖份子逮到機會就在傷口上灑鹽，也因為關心，更能夠取得家屬信任。

阿金醫師在說，你有沒有在聽！

醫護與病家的共同敵人是「疾病」，不是對方。家屬尋求神明的協助，是六神無主之下，想為家人盡一份心力，抱持的是姑且一試的心態，並非對醫療不信任。醫療人員應以平常心看待，不必過度反應。

與其要求家屬簽切結書，用破壞信任感的方式自保，不如肯定病家的付出，讓他們知道醫療人員和他們站在同一陣線，加深彼此的信任。

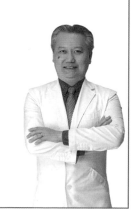

常寫我媽卻很少寫我爸
說不出口的『愛』

我很常在文章裡提到我媽，卻很少寫到我爸。

我和父親的糾結幾十年了。尤其母親過世之後，我對父親曾經是很不諒解的，甚至可以說是心有怨恨的，怨到不想與他有任何聯繫。後來，我才逐漸明白父親的愛是如此的紮實，即使他從來不曾說出口。

114

　　小時候，家裡貧窮。記得每次父親下班回到家，吃過晚餐後，都會找我過去說說話，這是我們父子兩人短暫的聊天時光，然後他就會外出找朋友，直到我們都睡了，他才會再回來。即便如此，我們父子之間似乎沒有什麼太過深入的交談。

　　說起來，我的父親從來不操心我的課業，或者說在課業方面，我從來不讓他操心。父親只有小學畢業的程度，母親則是連小學都沒有讀過，所以說，念書這件事，從來都是「自己的事」。或許因為我是長子，也或許是我的個性使然，認真讀書這檔事，在眾多的兄弟姐妹之中，也只有我一個人有真正做到。

　　還記得，讀小學的時候，為了讓父親安心，我總是會選在父親下班回家、洗澡時，大聲的朗讀課文，確定他有聽到。我根本連課本都沒有打開來，因為我早就已經把課文背到滾瓜爛熟，我念出來

讓他聽到，只是不想讓他操心。

有關注我的人可能都有發現，我很常在臉書或部落格寫到我媽的事，不過，卻很少寫到我爸。其實，我和父親的糾結，算一算大概也有幾十年。父親不太會跟我講什麼大理想或大道理，但他常說的「勤有功、戲無益」「做人要有志氣」「有恩必報」這三點，我倒是從以前到現在都記得很清楚，也盡量都遵照辦理。

父親也常叫我「不要多管別人的閒事」「要提防著別人」，這些忠告或許是跟他之前有過一些不好的經驗有關。然而，這兩點我從來都沒有好好遵守。雞婆率直的個性，雖然偶爾會給自己帶來一些困擾，卻是我最執著、最鮮明的特質。

我的母親在我十七歲時過世，這件事讓我對父親產生諸多的不諒解，甚至可以說是有怨恨的。有陣子，每每想到母親生前所受的種種委屈，我就會打消和他聯絡的念頭。

父親是個雜工，沒有穩定的收入，有一段時間還沉迷於賭博。記憶中，有好幾次父親都是一拿到薪水就全賭輸了，以致家用沒著落，母親沒辦法，只好硬著頭皮、厚著臉皮去向雜貨店賒借。還好，多虧小學老師和中學校長的幫忙，我中小學時高昂的學雜費都是全免的，我只需要負擔搭公車的通勤費用、午餐費用和書籍費。奇怪的是，這些費用我從來沒有一次缺繳。

這件事困惑了我許久。有一回，父親喝醉了酒，回家躺在客廳的地板上，嘴裡面嘟嘟嚷嚷，自言自語地說著「你們不要拿走我的

錢，那是阿金讀書要用的錢！我啊，再怎麼愛賭，也不會輸掉他讀書的錢！」直到現在，一想到這件事，我的眼淚就會止不住地掉下來。是的，在我看來，這就是父親的「分寸」，也是他對我的愛。就像我還在讀小學時，即使家裡沒有鬧鐘叫醒他，他仍然會準時起床、載我去學校。小學的我，一次也沒有遲到過。

有次，父親在報章上讀到我恩人的母親過世的訃文，他竟然可以自己一個人，搭著公車依照訃文上面的地址，去到離家 300 公里外的喪家致意。我的父親對於這些「白事」，禮數一向都非常周到。他後來告訴我，因為是有錢人家的喪禮，別人都是送很大的花圈，他只能買個小花圈致意，覺得有點不好意思。但是就是這麼巧，剛好喪家「車頭照片」缺了一個花圈，別人送的都太大，只有他送的「夠小」，剛好派上用場，解決了喪家的困擾。

說到這裡，他臉上掛著的是既尷尬又有點自豪的微笑。這件事，我後來有聽我恩人提起過，她也很感謝我父親的心意。這件事是我恩人家中的大事，我因故沒辦法出席，所以父親覺得這場白事，無論如何，他都得替我跑一趟。父親說，他雖然是個「粗人」，但這些人情世故他還是知道的。

隨著在臺灣的工作愈來愈忙碌，回馬來西亞的次數變少了。每次回去探親，時間都非常倉促。有次，我想盡辦法擠出一點空檔回老家去看看父親，順便謝謝他代我盡的人情事故。那次，看著他撐著逐漸蒼老的體態與容顏，眼眶泛紅地站在門口和我道別，我沒有再叮嚀他菸要少抽一點，想說的是「爸，我愛你」這句話，可惜直

到離別前，依然沒能說出口。一直以來，這不是我們互動的方式，但我們彼此交接的眼神，已經是無聲勝有聲了。

那次，從馬來西亞飛回臺灣的航程中，恰巧遇上颱風天，劇烈亂流使得座位起起伏伏，我的心也忐忐忑忑。在顛簸的機艙內，我趕緊把這文章寫完，深怕⋯⋯。一邊寫著，也一邊擦著淚，偶爾抬頭，不小心和空服員四目交接時，很怕她誤以為我是被亂流嚇哭的。對父親的愛，總是比較開不了口，但總還是會害怕，自己會來不及說，因此，我寫下來，提醒自己。期待終有一天，嘴裡能吐出「爸，我愛你！」這幾個字。

阿金醫師在說，你有沒有在聽！

有時候，父母對孩子的愛，不一定會經常掛在嘴邊，但是卻不曾少過。他們會以他們的方式來表達，身為子女的你，或許當下不一定能夠感受到，多年以後回想起來，可能才會覺悟「原來那就是父母愛的表現！」你是不是也要試著以你的方式，來讓他們知道，你對他們的愛呢？

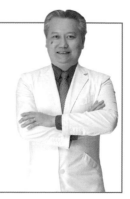

生活步調再快
養成**回頭看**的習慣

現代人生活步調都非常快速，老想著如何超越別人。
因此，人人都覺得應該要往前衝、不要往回看，深怕自己一個不小心，
就會被時代的洪流所淘汰。但是，個人覺得無論是在個人安全或病人安
全上，其實都是應該要「回頭看」的。

　　古人說的「吾每日三省吾身。」就是說在晚上入睡前，要回頭
想一想自己一整天下來，在待人處事上有沒有犯了什麼錯誤，或者
有哪些事情可以做得更好、處理得更圓滿的，自省的習慣將會使明
天更進步。若要問我什麼時候才不用回頭看，我會說是過「奈何橋」
的時候。

　　也有人說「犯錯，是來自於一時的疏忽，但是疏忽往往是來自
於不好的習慣。」我個人認為，「回頭看」就是一個能有效避免疏
忽、減少意外、防止粗心的好習慣，同時「回頭看」更是我們在醫
療中推動團隊合作（TRM）裡一再強調的兩個重要技巧，即「**守望**
（Situation Monitoring）」與「**回覆確認**（Check back）」，這兩項
技巧若能學得好，不只病人更加安全，醫療團隊合作更加愉快，自
己的工作也將更加順利。

居家與自身安全

從早上踏出家門之前，我都會習慣性的回頭看，看看家裡的電燈關了沒，再摸摸自己的口袋，確定有帶鑰匙後，才會把大門給帶上，因此到目前為止，從來沒有被鎖匠賺過一分錢。

下了計程車／公車／火車／高鐵／飛機，或人在電影院／會議場合／餐廳／喜宴／教室，不論是什麼場合，要離席前，反正就是要起身離開座位時，我都一定會回頭看看錢包、手機有沒有掉在位置上，或隨身物品帶了沒，所以也從來不會發生掉東西的事。

在提款後或售票機買票後，更應該回頭看一看，確保沒有遺忘信用卡或提款卡或票券。當然考試時、交卷前，也要回頭看一看，檢查答案有沒有填錯格。（不是要回頭看別人的答案啦！）

禮貌的表現

在法國，大家有一個很有禮貌又安全的舉動。無論是在百貨公司或是地鐵站，前一個人把門推開後，都一定會習慣回頭看看有沒有人跟在自己後面，如果有，就會等到後面的人的手推到門時，前一個人才會把手放開，以避免後面的人被回彈的門打到。

另外，在廁所如廁後、起身離開前，也應該要回頭看一看，看看是否已經沖水了，以留給下一個使用者乾淨的環境。至於，在坐遊覽車／火車／高鐵／飛機時，要把椅背往後放下時，最好回頭看一看，看看後面的乘客是否正在使用椅背後的小桌上，也要記得放下椅背的動作要緩慢，不然後面的乘客可能會嚇一跳。

交通安全

開車在路上，要轉彎、超車、倒車或減速（靠邊）時，都要利用後照鏡、回頭看一看。下車開門前，或者在路邊取機車要往後倒退時，都應該回頭看看馬路上是否有車子、機車或行人經過。沒有回頭看就貿然行動而發生意外的事件，時有所聞。

走路的時候也是一樣，突然要停下來、改變方向前，都應該要回頭看一下，以免後面有人追撞上來。過馬路時，看完左邊沒有來車後，記得養成回頭再看看右邊的習慣，因為有的時候，右邊會有沒依規定的逆向行駛機車衝出來，我就碰過好幾次，還好因為有這個「回頭看」的習慣，救了自己一命。

病人安全

回頭看和病人安全有什麼關係呢？關係可大了。在開藥前，要回頭看看病人有沒有過敏史、有沒有什麼過往的疾病史。當醫囑開立後，要養成習慣，回頭對對看，是否有誤。在手術房劃刀前，要回頭核對病人身分，看看病人、手術方式及手術部位是否無誤。在給藥時，更要回頭三讀五對。

交班或交接就好比是接力賽。在交棒時，要回頭看一看，確保沒有漏接。另外，在維護職場和諧方面，在生氣罵人以前，也應該回頭看一看，是否有自己誤會的事。若是醫護人員，在與同事討論患者病情時，應該回頭看一看，是否有病人或家屬在旁。

隨著資訊傳播的快速，現代社會幾乎什麼都講求迅速，人人都習慣往前衝，而忘了要回頭看，深怕一個轉身就被社會淘汰。其實，偶爾回頭看能再次檢視初衷，能讓前方的路走得更有信心、更順遂。

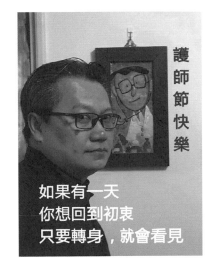

護師節快樂

如果有一天
你想回到初衷
只要轉身，就會看見

這張圖是為了鼓勵護理師重返職場而留下的文字。

阿金醫師在說，你有沒有在聽！

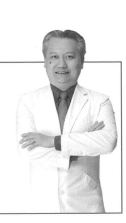

　　回頭看，不僅是一種生活習慣，也是一種處事態度，是對自己負責任、尊重，和同理別人、對別人負責任的態度。養成這個習慣，時時刻刻核對與確認，可以減少自己的財產損失，讓自己和身邊的人更安全。

找**民代關切**
沒有實質的幫助

特地找民代來「關心」，不限於有權有勢的人。

有些相對弱勢、無助的家庭，也可能透過里長或選舉椿腳，請民代關心一下，當然民代樂於提供「選民服務」。不過，民眾不了解是：在醫療處置上，這樣的「關心」沒有實質幫助，有時候，反而會造成反效果。

　　多數人以為，「只要民代出面，醫院就會賣面子，一定會多做點什麼的啦！」例如，會用比較好的藥、開刀會安排比較厲害的人、床位不用等這麼久……，但現實是殘酷的，以上這些都是「想太多了！」醫療團隊面對這樣「關心」，大部分都是「平常心」看待與對待的，本來該怎麼治療，就依專業與健保規定治療，根本不會因為「民代這樣的關心」而多做點什麼的！

　　民代不太可能每一個請託，都親自到醫院去探視與拜訪，多數是請助理跟醫院公關講一聲床號，醫院公關再發個簡訊給主治醫師而已。醫師收到這種「形式上」的關心，比較好的情況是直接刪除，不予理會。為什麼「直接刪除，不予理會」反而是「比較好」的結果，因為至少醫師沒有因此「動怒」或採取「防衛醫療」。很多醫師把這些「關說文化」視為「對醫療團隊的不信任」與「民代對醫療專業的干擾」，這是會影響治療心情的。

再想單純一點，民代有黨派之分，醫師難道就沒有政治喜好嗎？（怎麼可能！）有時，我都覺得去關說的人怎麼就不擔心，所拜託的民代不得主治醫師的緣也罷，萬一剛好是醫師最討厭的黨派或民代，不就所託非人了。這樣對自己或家屬或親友有比較好嗎？

在這個「人手一機」「爆料文化」「靠北盛行」的年代，民代和醫院公關通常會盡量不要去踩醫師的地雷，因為一個不小心，就會讓民代或醫院，鬧上網路或媒體。我猜，應該沒有哪一位民代願意為了一個不是大咖的「選民」付託，赴湯蹈火，冒著搞得一身腥的風險吧。所以啊，大家都是心照不宣、行禮如儀，以一種對醫師最小最少干擾的方式（一般就是傳個簡訊給醫師「某民代關心某床某病人」而已），完成形式上「付託」，交差了事。（這個跟真正權大勢大的 VIP 關說，是不一樣的。）

還有「天下沒有白吃的午餐！」今日請託民代幫忙一下，難道不用還人家人情嗎？所有的債，最難清償的就是「人情債」，還不能不還。等還的時候到了，若對方要求當事人做違背意願的事或能力上有困難的事，豈不是自己為難自己嗎？

真心建議，對醫療人員尊重與信任，家人（或自己）才能獲得醫療人員真心的對待，這才是對最好的治療。當然，我也真心希望，民代們與其把時間花在這類「形式上」的服務上，倒不如把時間花在其他更有意義的公眾福祉上。攜手合作才能改造這個文化。

一般民眾，看到這裡就可以停止了。（請翻下一篇！）但醫療從業人員或想知道更多的，強烈建議花個幾分鐘，繼續看下去。

　　說實在的，面對病人家屬找民代來關心，我是正向看待的。身為專業的醫療人員，「轉念」很重要。即使有種不被信任的感覺，我還是會思考「家屬為什麼需要去找民代？」很大一部分的原因是他們「無助」，是他們「想要為自己家人多做一點事」，還有是他們對龐大的醫療體系、疾病、治療的不了解。

　　我在收到這類關心的簡訊時，我都會先檢討自己「是不是有哪裡沒有說明清楚，才讓家屬如此擔心或無助？」並且找機會補充說明「某某民代有在關心你的家人，但請你放心，即使沒有民代開口，我們醫療團隊也會盡最大努力，給你家人最好的治療。下次不需要這樣去拜託了，這個欠人家的人情，很難還的。」一般來說，家屬聽了這番話都會安心許多。

　　記得有一回，遇到一個比較弱勢的家庭，他們竟然請得動民代，還親自要來探訪。原來是家屬有認識民代的某位大樁腳，而這位大樁腳搞不清楚狀況。醫院公關也很為難，只好試探看看我能不能出面說明一下。（他們其實還是很怕醫師會生氣，也不會勉強醫師。畢竟，還是那句話，沒有人想被爆料或上媒體。）

　　當然，一開始我也是不悅的，但是深吸一口氣後，我答應了，因為我腦裡打了一個如意算盤。既然民代來了，我就行禮如儀地握手與交換名片、交待病況，強調我們團隊為病人所做的努力。當然，民代很識趣說「我們要信任醫師啦！這醫院很好，陳主任很專業，家屬要放心，交給專業的來……。」我心想：不錯喔！這樣說話很安全，即使被偷錄影爆料，也不會有事的。

接著，換我說話了。「議員真熱心，這麼關心病人和選民。你知道的，這個家庭很辛苦，經濟負擔也很大，他們又是古意人，不好意思開口求助。既然來了，一定很樂意再幫他們這個忙，我請書記把他們的醫療帳單讓你過目，你再看看怎麼幫他們比較好？」

議員大概沒料到我會這麼直接，面露震驚，但眼前將近十個人看著他，他很快就露出笑容，說「我們回去研究看看，研究看看……，醫生都很忙，我們就不要打擾醫生了，陳主任，您快先去忙吧！」

我們啊！身為專業的醫療人員，要嘛就直接回絕公關的請託。既然答應了，就不要擺臉色讓大家為難。既然答應了，就是要解決問題，讓家屬安心、讓民代盡興。客客氣氣地把戲演好是最基本的，如果能夠再多替家屬多爭取一點協助，那不是更好嗎？

「議員，那我先去忙囉！」

阿金醫師在說，你有沒有在聽！

　　對醫療人員尊重與信任，才能獲得醫療人員的真心對待、才是對你或家人最好的治療。真的不必特地去請託民代，畢竟人情債是最難還的。

　　不過，若民代們發自內心想替選民服務，與其提供這類「形式上」的關心，不如直接給予經濟上的援助，不僅效果實際，選民也相當有感。

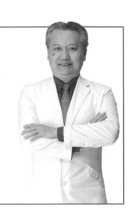

先**拋開成見**
才有機會重新思考

高鐵上，我旁邊座位睡著的阿伯被吵醒了。
原本安靜的高鐵商務車廂內，一位年輕、穿著時髦的女性，用一種全車
廂都聽得見的音量在講電話，似乎完全沒有察覺到身旁的人都用異樣的
眼光在看她。……

　　我跟她只隔了一個位子，我克制了想要去制止她的衝動。高鐵
乘務員發現了，直接走到她的身邊請她小聲一點，她講話的聲音果
然小了很多，後來就沒聲音了，原來她直接改用打字的。我看著她
的樣子，應該是覺得很不好意思吧，在她放下手機之後，我看見她
脹紅的耳朵，上面掛著助聽器。

　　這時候，換我的耳朵脹紅了，我竟然沒有想到是這樣的情形，
還好剛剛我壓抑住被點燃的正義感，克制了想自己去糾正她的衝動，
但是也為自己剛剛心中產生的厭惡，感到羞愧。是啊，人經常很快
的被眼前的事物帶起情緒（又以負面情緒居多），而忽略了別人行
為背後的無可奈何。

　　我想起，曾經在第四臺看過的印度寶萊塢電影《我的嗝嗝老師
（Hichki）》，女主角是一位患有妥瑞氏症（Tourette Syndrome）的

非典型老師，因為這個疾病讓她時不時會發出特殊的聲音與做出奇怪的動作，剛到校任職時，被學生與其他同事認定為「怪咖」，她花了好長一段時間，做了很多的努力，才讓周圍的人認識她。我們的社會確實需要多一點觀察、多一點包容、多一點體諒。下一次在生氣、指責別人之前，不妨先想想、先觀察，別人是不是有什麼難言之處。

想著想著，當我又再次看向她時，竟然看不到助聽器了。啊，原來是我眼花了，她根本沒有戴助聽器。我是一度有覺得哪裡怪怪的，因為這位講電話的女性發音非常標準，不像是瘖啞人士。此時，我的心情變得非常複雜，並不是為我自己的反省感到後悔，而是要感謝眼花，讓我做了一次很好的學習。我想，我應該要去配一副老花眼鏡了。

我把這樣特殊的體驗寫在臉書上，與金粉們分享時，引起了不小的迴響。許多網友提供資訊，企圖為我的老花眼解套，也提供了建議，讓我有再度回想整件事的機會：

「老花眼的話，這個距離的東西，不會看不清楚啦！」

「陳醫師，您應該沒有眼花，真的有可能是助聽器。因為即使是重度聽損障礙，還是可以發音很標準的說話喔。」

「助聽器不使用時，會拿下來，尤其想安靜的時候。」

「阿金醫師可能不好意思，沒有一直看對方。她很可能是真的有戴助聽器，只是講完電話以後，就把助聽器拿下來了。」

127

於是，我再次仔細回想，她應該真的是有戴助聽器。因為在高鐵乘務員提醒請她降低音量時，她脹紅的耳朵外圍掛著一個膚色的東西，明顯和耳朵的顏色不一樣。加上當下我一直在想著，要去跟高鐵乘務員講說「她有戴助聽器！」以致視線都放在乘務員的身上（我不是看她的小腿喔，拜託不要跟太座說），所以沒有持續留意女乘客的耳朵。

等再次看她的耳朵時，就發現助聽器不見了，我還有注意到，她耳朵上的頭髮有稍微整理過，或許把助聽器拆下來，再撥了撥頭髮。我相信她是有戴助聽器的。所以我可以先不用去配老花眼鏡了，同時，我不該懷疑自己的視力（在此向它致歉）。

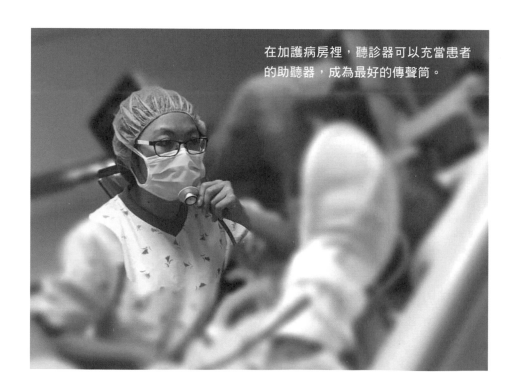

在加護病房裡，聽診器可以充當患者的助聽器，成為最好的傳聲筒。

說到助聽器，就想起我們在加護病房裡工作，也經常用聽診器充當助聽器。在加護病房裡，有時候會遇到情緒非常躁動、講不聽的病人，加上重症病人很多都因為插管的關係，無法表達需求與感受，有些護理師難免會先入為主，認定病人配合度很差。

不過，有些護理師倒是很細心，他們會進一步評估與詢問家屬患者的個性，才發現病人不是講不聽，而是「非常重聽」，根本聽不到護理師在講什麼，並非刻意不配合。但病人的助聽器沒帶在身邊，這個時候，聽診器就是最好的傳聲筒。

只見本來配合度低的病人，在護理師拿出聽診器、讓病人戴上，然後對著聽診器的「鼓面」講話後，病人的躁動感會突然消失、安靜下來。這個神奇的「法寶」，很多護理師都知道。每當看到這樣的場景，我都覺得很感人。只要用心，處處都可以看見需要，只要願意，處處都可以感受溫暖。

阿金醫師在說，你有沒有在聽！

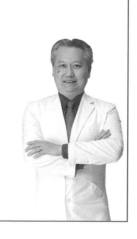

很多刻板的印象，很可能都是誤會一場。我們的社會需要多一點包容、多一點體諒。深吸一口氣，可以讓腦子重新開機。

別為了眼前所見，被帶起情緒，甚至急著回應，或許自己在不注意時，忽略了別人行為背後的無可奈何。

下一次，在生氣、指責別人之前，可以先靜下心觀察，看別人是不是有什麼難隱之處。

不想**一句話惹毛你**
的說話三部曲

不一定要說的很好聽，但要讓人聽得下去。

說話的藝術很重要。無論是在櫃臺或在醫院或任何需要對話與互動的場合，可能經常遇到被「一句話惹毛」的回答（或自己可能就是那個惹毛他人的人而不自知），確實某些回答，讓人聽了就很火大。

我就來舉一個實際發生的例子說明吧。有一次，我出國前換好的美元鈔票，出國時竟然不能使用，回國後拿到銀行想去換新鈔，結果行員告訴我，每張百元美元鈔票要收取新臺幣 50 元的手續費。我想，大部分的人的反應都跟我一樣，「這沒有道理啊！這些鈔票是從你們這裡換的，現在出國不能用，我已經夠糗了，想拿來換竟然好意思要跟我收手續費，這明明就是你們的問題。」

這時候，行員講什麼話，一定會把顧客惹毛？沒錯，就是「這是公司規定！」然後，我就怒了，還一直重複剛剛講的話，然後不死心地問：「那現在是不是不付手續費就不能夠換？」

接下來，再猜猜看，行員第二句會惹毛人的是什麼話？沒錯，就是：「我也沒辦法啊！這就是公司的規定！」這時候，大概更火大了。下一句會讓人整個炸開的話，一定是「不然你可以不要換啊！」（行員心裡 OS 是：不爽就不要換嘛！）

行員大概是因為太忙碌，想省去解釋的時間，只好這樣回答。看起來，行員也不覺得自己有什麼錯，一切都是依規定辦事，又或許他也不在乎別人去投訴。只是，這樣會讓聽的人感覺很差。說實在的，這樣回答雖然會讓人不舒服，但是很省事，這就是直接告訴對方「這不關我的事！不要再鬧了，好嗎？」

與其要花這麼多時間去爭執，不如換個方式來說，對方可能比較聽得下去。以下提供一種說法的三部曲。

第一，直接說明公司為何不得已，會有這樣的規定，而不是一句「這是規定」就總結一切，不願意再說明。其實，「這是規定」這句話給人的感受是：我不想幫你處理！

第二，盡量釋出協助的誠意。可以試著表達「我們來想想看有什麼補救的辦法」，而不是直接了當說「我也沒辦法！」換個說法，就會從「我不想幫忙」的情緒，轉變為「我想幫，但幫不了忙！」的誠意。

第三，提供另外一個選項。簡單來說，就是如果對方不想換（不願意付手續費）的話，還有什麼其他的選擇？

我倒是想到一個說法，或許能動之以情：「換外幣就像是『買商品來賣』，但『很多人』都會『不小心』放到過期卻想要退貨，雖然『其他銀行都不收』但我們願意收，可是運回美國需要處理費，我們『不得已』才會向客戶收取手續費。如果你不想現在換，可以留到你去美國時再使用。舊鈔在美國境內不僅可以用，在當地銀行換新鈔，也不必收手續費。」

　　用這種說法委婉告訴對方，自己也是「受害者」，不過是很有誠意替客戶解決問題，而且讓客戶有下臺階（明明就是自己放太久沒用，但是這裡會說「很多人」都跟他一樣會「不小心」放到過期），最後再提供一個替代方案供他參考。要是我聽到的是這樣的說明，不只不會生氣，反而還會覺得很不好意思。

　　同樣的，在醫療上，家屬很急是理所當然的，或許身為醫護的我們也都很忙，多半只能簡短的回答。（因為簡短的回答，可以阻止對方進一步的「盧」，雖然是要冒著讓對方不爽的風險，卻是「多一事不如少一事」最有效的方式。）但是就不能讓家屬感受到熱忱。

　　與其花時間爭吵爭執，不如找一個家屬可以接受的方式來講，試著說明規定的由來，表達願意一起想辦法的誠意，最好還能提供一個折衷的替代方案。雖然一開始肯定要多花一點時間，但往後就能省下不少的時間，也能讓醫病關係更融洽。

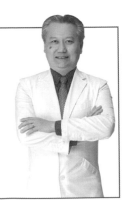

阿金醫師在說，你有沒有在聽！

　　與患者互動時，練習「說明規定的由來」「表明一起努力想個辦法」「提供一個替代的方案」的說話三部曲，可以避免自己陷入「一句話惹毛對方」的困境。「一句話」雖然很省事，可以阻斷別人再來煩再來盧，但卻是給人家一種冷冰冰、沒有熱忱的感受。

不要再看時辰
選**半夜剖腹產**了

在這個科技高度發展的年代，還是有不少長輩，甚至是連年輕夫婦，都會去算命、看時辰來「指定」剖腹產的時間，希望孩子在某個時辰出生，將來可以大富大貴。如果是選在白天剖腹，大部分只是把手術排程的順序調動而已，雖然不鼓勵，但產科醫師基本上是尊重這樣的信仰的。

在出生的關鍵時刻，產婦和寶寶的生命安全，是掌握在醫療團隊的手裡，而不是算命先生的口中。不要讓自己和寶寶曝露在有風險的時辰，讓醫護人員以歡樂的祝福，迎接小生命的到來。孩子安全誕生、母親安全生產，才是孩子好命的第一步。

精選時刻，是好命還是玩命？

曾有麻醉科醫師在臉書上，貼出凌晨四點看時辰剖腹產的抱怨文，說「這個算命先生也太不識趣了吧？給人家指點這樣一個『困難』的時段！」還說到，對方一定不知道醫療院所的運作、人力分配和醫療人員的感受，才會做出這樣的建議。

閱讀到此，大概有很多準爸媽或是長輩們都不了解：為什麼這位麻醉科醫師，會有這麼大的「怨氣」啊？

在婦產科醫療院所的夜班人力是比較吃緊的，通常是為了應付緊急醫療需要而設置的，例如是情況緊急的自然生產或是剖腹產。遇到緊急的狀況，實屬情非得已，醫護人員絕對會盡心盡力的搶救，毫無怨言。任務完成、母子均安，大家會高興的給予祝福，當然也是每一個人樂見的結果。

對於那些看時辰，指定要在凌晨來剖腹產的，就難怪醫療人員會覺得是「來亂的！」大家不妨想一想，被一個不是緊急的任務打斷睡眠、紅著眼、拖著疲憊的身軀執行任務時，能夠保有多好的臉色？心裡想的，大概就只是趕快把「工作」做完，可以趕快回去睡回籠覺，哪有可能會為這個新誕生的生命感到雀躍？臉上除了倦容，根本很難再擠出什麼笑容。結果千挑萬選的時辰，讓寶寶來到這世界，但他／她第一眼所見的人，卻難以奉上最誠摯的祝福，這樣真的有比較好命嗎？

憑良心講，夜深人靜的這個時候，不只身體很疲累、生理上心理上都超想睡的，除非是緊急事件，才有可能讓腎上腺素大量分泌，頓時亢奮、精神抖擻起來。如果這個時候不是為了緊急的事，卻非得醒過來，心情一定超不爽。萬一，此時不幸再遇到一位需要緊急生產的，醫療資源就會出現排擠效應，反而對雙方都是危險。

深夜裡的產房，人力最單薄！

除非緊急到不得已，醫療人員真的很難想像，會有人專門挑選人力最單薄的時間生產。生產過的人都知道，生產有時候真的是拿命去拚的，臺語俗諺說「生得過雞酒香，生不過四塊板。」指的就

是生產的危險。生產時，萬一發生產後大出血，需要其他科醫師的幫忙、需要緊急輸血、需要急救，小孩出生時發生呼吸窘迫需要新生兒科醫師支援等，就很考驗人力的調動。

行文至此，各位差不多知道麻醉科醫師在抱怨哪一條了吧？最讓醫護人員不解的就是，怎麼會有人想要讓自己（或自己的親屬）和小孩，在如此驚險的時辰去冒這種風險呢？我想，大概就是產婦或其家人不了解這個風險，才做出這樣的決定，而產科醫師也有義務極力勸阻產婦這樣的要求。

在白天，產房的人力是最充沛、支援人手最充足的時候，這個時候生產，肯定是比較安全的。而且，這個時候，大家的精神也是最好的，產房內大家都會快快樂樂、熱熱鬧鬧的迎接你家的小寶貝到來，給予最好的祝福，這樣不是很好嗎？

阿金醫師在說，你有沒有在聽！

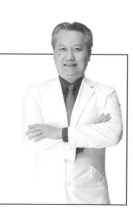

在出生的關鍵時刻，產婦和寶寶的生命安全，掌握在醫療團隊的手裡，不是算命先生的口裡。深夜裡的產房人力單薄，指定夜半剖腹等於把自己和寶寶暴露在風險裡。孩子安全誕生、母親安全生產，才是孩子好命的第一步。

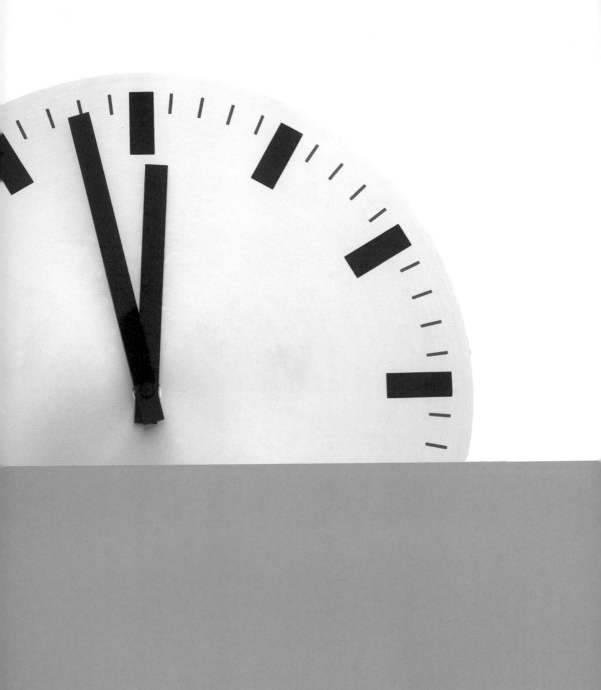

結束，不結束

PART 3 當生命走到盡頭
會用另一種形式開始

面對無法救治的病人 我們要**救家屬**

失去至親的痛，要經過多久的時間，才能走出傷痛。

我覺得即使是三十年，那個痛還是無法遠去，尤其當這個痛是伴隨著無限的內疚與自責時。所以，我現在行醫，很常做的一件事，就是要設法解除家屬的內疚與自責。

　　對我來說，五月是一個困難的月份，尤其看著大家都沉浸在歡慶母親節的溫馨氣氛中。我很不喜歡母親節，甚至可以說「我想要逃避母親節。」

我最想逃避的節日──母親節

　　我的母親在我 17 歲的那年往生了。當時的她，心臟衰竭、雙腳浮腫、頻頻咳嗽、半夜睡覺完全無法平躺、沒走幾步路就氣喘吁吁。還記得，我陪著她坐了 1 小時的公車，到達醫院的時候，她直接就被送進加護病房了。再過幾天，她就要接受心臟瓣膜置換手術了。這個手術，她整整等了 2 年。

　　在 2 年前，醫生告訴母親「如果妳不接受手術的話，妳就沒辦法看見妳兒子結婚了。」只是她同意進行手術，依然來不及看見自己的兒子結婚，來不及看見自己的孫子出生，也從未享受過什麼好

一點的物質生活，更沒機會讓她兒子替她看病，因為馬來西亞是公醫制度的國家，醫療費用不高，但就是要「等」。

即將動手術的前2天，我因為當天學校有重要的考試，就沒去醫院。心裡想著「不差這一天，隔天考完試再去就好了。」結果，這個念頭成了我一輩子最大的遺憾。我在考最後一個科目的時候，接收到來自校長室的廣播，直奔醫院。趕到時只剩下空床，母親已經被送到太平間了。我的母親在手術前一天往生了。

籌備喪禮的期間，當阿姨們（母親的姐妹）正煩惱著，該去哪裡找媽媽可以沖洗成遺照的照片時，竟然發現家裡的衣櫥裡，藏著一張裝好框的放大照片。原來，媽媽早就考慮到這一點。我看得出來，那張照片是2年前就照好的，大概就是媽媽答應手術的那段時間。照片裡，媽媽的眼眶紅紅的。每一次想到她在為自己準備遺照時的孤獨身影，我的眼淚也會不聽使喚的掉下來。

然而，更讓我感到自責的是，這張遺照是在她準備（等待）要手術的期間，獨自去旅行時所拍的。依稀記得那時只有十幾歲的我，很不能諒解她，明明身體這麼不好，加上家裡經濟狀況也差，她為什麼非得選在這個時候去旅行，而且堅持要去。其實，那不過只是一趟從吉隆坡到檳城的旅行。

後來，我才明白，媽媽是在為自己辦人生的「畢業旅行」。這是一趟只有一個人參加的畢業旅行，也是一趟回來之後就要拍遺照的畢業旅行。她貼心的替家人安排這一切，大概是知道我們幾個孩子都還小，萬一她走了，我們一定不知道要怎麼安排與處理。小時

候的我太不懂事，竟然還強烈反對。至今，我仍無時無刻都在為自己的無知與不貼心，感到生氣。

有時，需要被救的是「家屬」

某年農曆年的前夕，一位男性患者突然腦幹出血送醫。面對這樣的惡耗，他的太太依然表現的相當堅強，一個人帶著兩個孩子，仔細地聽著我解說她先生的病情。她雖然眼眶裡泛著淚水，但眼淚始終不曾潰堤，即使我告訴她「你先生的情況很不樂觀，大概就是這幾天了。」最後，她決定不再 CPR，同意 DNR。這是多困難的決定，但她知道這是對先生最好的決定。

Q 什麼是『DNR』？

A DNR（Do Not Resuscitate）即為「拒絕臨終急救」之意願，最主要的目的是讓末期病人能夠安詳離世，避免為了讓患者能短暫延命，一再遭受急救的痛苦，諸如插管、電擊、胸外按壓、強心針劑等。2000 年後，國人可以根據「安寧緩和醫療條例」選擇臨終時 DNR 的權利，並可將此意願註記到健保卡晶片中。

所謂末期病人除了指癌症末期患者外，還包括漸凍人、老年期及初老期器質性精神病態（即失智症）、其他大腦變質、心臟衰竭、慢性氣道阻塞、肺部其他疾病、慢性肝病及肝硬化、急性腎衰竭、慢性腎衰竭，以上都是健保定義符合安寧照護的範圍。

必須釐清的是，即使同意 DNR 不代表放棄治療或拒絕治療，只是改採緩和醫療。由於末期病人多半治癒無望，其治療目標已不再是治癒疾病，而著重於解除或控制患者因病症產生的痛苦與不適，提升患者剩餘時日的生活品質，達到真正的善終。

要說失去至親的痛，要經過多久，才能走出傷痛，我覺得即使是三十年，還是不行，尤其當這個痛是伴隨著內疚與自責。因為曾經體驗過那種痛不欲生的感觸，我心裡很清楚，當病人無法救治時，要想辦法救家屬。那時，我腦中想的是，一定要想辦法解救這位太太，解除她的內疚與自責，阻止先生的兄弟姐妹們或旁人對她的指責。這是我現在行醫，很常做的一件事。我期許自己無論在什麼位子，都要當個有溫度的人。

有些話，不能只對太太（或主要照顧者）說，而是要公開來講，最好當著所有家屬的面說，為的是要阻止其他家屬的指指點點。我直接了當地說：「先生是洗腎的病人，本來就是容易發生腦中風或腦出血，更是很難避免。」這麼說，是因為有些家屬，會責怪太太怎麼沒有把先生照顧好。

「所以這個腦幹出血的狀況，幾乎是無法避免的，而且常常是來得非常突然。可以是前一刻還好好的，還在說話、吃東西，下一刻就突然昏倒，心跳停止。這是真的，這個狀況就是會來的讓人如此措手不及！」這麼說，是因為有些家屬不明就裡，會一股腦兒地責怪太太怎麼沒有提早發現。

「太太平時就照顧得很好了。事情發生的當下，緊急處理也做得很好，她馬上就打電話叫 119，也依照 119 電話中的指示，為先生進行急救 CPR，把心跳血壓都拉回來，現在我們才能有這個機會來討論後續。要不然的話，現場就往生了。」這麼說，是要肯定太太的付出，解除她的內疚與自責。

「我們已經急救過一次了，現在腦幹因為出血，已經沒有功能了。腦幹沒有功能，就不是會不會清醒的問題，而是根本無法存活下去。最長不會超過 14 天，最關鍵的時間則是第 3 天與第 4 天。如果心跳停止，再去壓胸、電擊，對病人而言，只是折騰，不會有實際的幫助。所以我會建議不要再壓胸、不要再電擊，讓病人好好的離開。不曉得大家覺得如何做比較恰當？」就算 DNR 是太太決定的，但我還是會跟其他家屬說「這是我建議的。」這樣說，他們就不會去想是太太不想照顧，才決定放棄的。

「當然，如果有什麼習俗上的需要，例如拜過的衣服，求來的符或符水，都可以拿過來，我與護理師們都可以幫忙處理。」通常聽到這裡，家屬都會露出不可置信的表情，然後如釋負重的從包包裡取出一道又一道的符。這些都是家屬的一番心意，他們也想盡自己的努力，醫護絕對會盡力成全。

這樣的場景、類似的對話，我不知道經歷過多少遍了。只是這一次，我用了比平常更慢的速度、更清楚的咬字在講，因為，這位太太是位外籍配偶。我知道，她每一個字都聽懂了，因為在我跟其他家屬說明完畢後，她眼淚就潰堤了。也許是她的辛苦，被我肯定了。也許是她的內疚，被我解除了。也許是她擔心的責怪，我替她擋下來了。

「醫生，我能不能有一個要求？」太太跟我說，「我先生走的時候，能不能讓我親自幫他（拔管），一直以來，他都很信任我。」聽她這樣說完，換我的眼眶紅了，忍住淚水，我告訴她「當然可以，

你的先生會很感謝你的。」畢竟，彼此信任是一件多麼珍貴、多麼不容易的事啊！

幫辛苦照顧病人的太太（或家人）說話，尤其是相對弱勢的太太，對我而言，只是舉手之勞而已，對他們而言，可能是很大的支持力量。他們往往在照顧方面付出最多，卻通常得不到正面的肯定，反而還經常被那些「只出一張嘴」或「偶爾看一眼」的親戚朋友責怪做的不夠多、做的不夠好。每一個家庭都有自己的價值觀和在乎的事，無論做什麼決定，都是家人一輩子要去承擔的。

阿金醫師在說，你有沒有在聽！

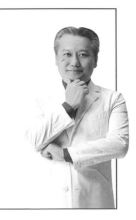

家屬要做的每一個決定都是很困難的，需要很大的「愛」與「勇氣」去承擔、去面對可能的指指點點。至親的離去難免內疚與自責（可能會一輩子），醫療人員只要多說一句話，多一些同理，就可以解救「活著的人」。

最後，奉勸那些「旁人」，若沒有要出錢養人家一輩子或幫忙照顧，拜託管好自己的嘴巴。

在加護病房裡
我們正在**學習放下**

伯伯離開已經 1 個月了。

端午節這一天，伯伯的女兒回到 8AI 加護病房來，跟所有醫護人員表達感謝，感謝每一位曾經照顧她父親的人。她告訴我們，她爸爸的後事都處理好了，而且現在兄弟姐妹和媽媽都過的很好，要我們不必擔心。

　　這是一個令人印象深刻的家庭，即使父親長期臥病在床，幾個子女仍然非常孝順，照顧更是無微不至。對於醫療同仁的付出，始終心存感激。最後，他們家人共同決定讓患者善終，不再讓自己的爸爸辛苦地活著。在醫護的引導與協助之下，完成了道謝、道歉、道愛、道別的四道人生，了無遺憾。對比現今動不動就提告、上媒體爆料的社會氛圍裡，這一段良好的醫病關係與互動，讓人感動，也格外珍貴。

　　一般人對加護病房的印象都不太好，覺得加護病房冷冰冰的，二十四小時燈火通明、氣氛緊張。裡頭有著各種高科技的機器與設備，隨時都有讓人心驚膽戰的警示聲，經常都在進行 CPR（心肺復甦術）……。不只是一般人，連非加護病房的醫療工作者，大多數也有著同樣的感覺。加護病房（Intensive Care Unit, ICU）是專為需要高度密集醫療照護的重病患者所設置的病房，裡頭住的是命懸一線、處境危急的病人。

好死，真的那麼困難嗎？

危急時刻，這些重症患者身上往往插著大大小小的管子，可能是呼吸器，可能正在洗腎，可能得施打升壓劑與強心劑，甚至嚴重到裝上葉克膜（ECMO，體外循環維生系統），最後再經過 30 分鐘的「壓胸」與「電擊」才能宣布死亡。臺灣第一個急診與重症加護專職醫師就曾感慨的說：「這些病人和我們無怨無仇，為什麼我們要讓他們『不得好死』呢？」

對於明知救活機率極低的人，為什麼醫師還是要給予急救措施（CPR）。有些時候，這是因為病人家屬與醫療人員之間缺乏互信的關係。「這就是救給你看的，因為不救怕會被告。」醫護人員只差沒把這句話直接說出來吧！

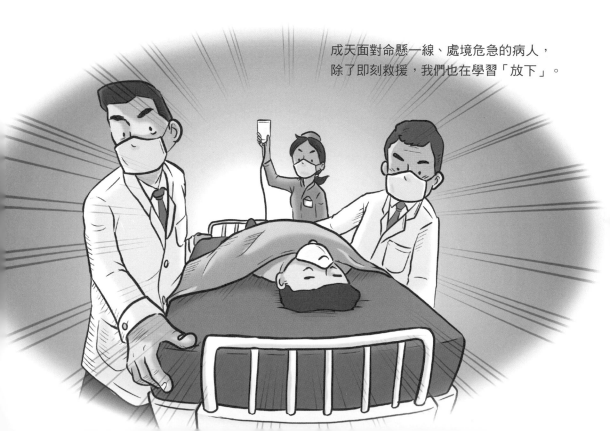

成天面對命懸一線、處境危急的病人，
除了即刻救援，我們也在學習「放下」。

Q 什麼是『葉克膜』？

A 葉克膜（ECMO，體外循環維生系統）是一種醫療急救設備，除了能暫時替代患者的心肺功能，減輕患者心肺負擔外，也為醫療人員爭取更多救治時間。主要是在心肺手術（如重度心肺衰竭、心臟移植等手術）時，為患者進行體外的呼吸與循環。

近年來，隨著醫學進步，技術愈來愈純熟，使用葉克膜的併發症（如腎衰竭、血栓等）逐漸能被克服，於是應用範圍開始變大變廣，甚至被做為重度昏迷、腦死患者的維生設備。不過，卻也因此面臨無效醫療的爭議與倫理問題。

有些醫師認為必須壓到最後一分鐘，才能讓家屬知道「我們盡力了！」才能交待、才不會被挑剔。有些醫師是無法承受病人在自己手中往生的挫敗感（覺得病人死在自己手上，就代表醫術不精），因此情願讓病人「賴活」，也不讓他「好死」。

在這樣的情況下，醫療人員害怕家屬誤以為醫院不願進行積極作為，忌諱提出 DNR（即不進行心肺復甦術等任何延命措施）的建議與說明，家屬則怕被人說不孝不應該，即使理解卻不敢主動提出 DNR 的請求。結果就是大家都在逃避，於是只好「順其自然」完成 CPR，救到最後一刻。

不要再說：家屬決定拔管，放棄治療！

新聞媒體經常下的標題「家屬決定拔管，放棄治療！」這樣的說法不只不符合臨床實際情況，還會加深家屬的內疚感。尤其是「放棄」這個字眼，不僅增加家屬的心理負擔，更加深他們的「內疚感」

與「自責感」，對承諾「盡全力搶救到最後一刻」的醫療人員來說，也很不公平。

在心跳停止以前，任何醫療團隊都不會放棄患者。然而，在心跳停止時不進行CPR，也不代表醫療團隊就是放棄了。全力以赴卻無法攔截死亡的發生時，醫護的唯一選擇是和家屬一起面對，並試著讓病人好走。有時，醫師（尤其外科醫師）反而比家屬更放不下，總覺得「還可以再多一點努力！」只是心裡也了解，接下來的努力恐怕只是在讓不可避免的死亡晚一點發生罷了。

面對無法救治、心跳停止的病人，不實施CPR（包含壓胸和電擊），其實只是讓病人自然的走（allow natural death），絕對不是「放棄治療！」而是「治療無效！」改用以下幾個說法，不僅符合臨床實際情況，也是站在同理家屬的立場，減少對他們的傷害，同時協助家屬與醫療團隊真正放下。

「治療無效，家屬決定讓他好走。」
「選擇不進行CPR，家屬讓他好走。」
「醫療團隊盡力了，家屬選擇不再讓他痛苦。」
「感謝醫療團隊搶救，家屬選擇安寧善終。」

不要被「病人於幾點幾分拔管後，宣告不治！」的報導干擾了，一般都是宣告不治之後，再移除管子的。除非是在心跳沒停止之前就「撤除維生系統」的程序中拔管（以目前的現況來說，要走這個程序，心理的負擔更高），否則「拔管」都是在心跳停止以後才會進行，也就是「死亡」後拔管。

急救簡單，決定不急救反而困難

其實，對醫師來說，替病人進行插管等急救措施，是簡單的事。然而，要決定「不進行 CPR」，無論對於家屬或是醫師，都是比較困難的。但是，為了要減少病人的痛苦，為了要讓病人更有尊嚴的往生，我們還是得要花時間好好的討論。

有人覺得在臺灣過去的醫學教育裡，沒有教醫生有關生命的哲學，也不知道該如何跟病人家屬溝通，於是學成之後，只知「醫生」，不知「醫死」。所以，最放不下的，常常是醫療人員。

進行不必要的 CPR，迎來的是「四輸」的局面，患者本身、患者家屬、醫護人員與其他患者等四方，全盤皆輸。明明知道是救不活的人（指傷病嚴重者，經醫師診斷不可治癒，且有醫學上之證據，近期內病程進行至死亡已不可避免者）卻施予 CPR，不論是對病人或對家屬而言，都是折騰，此外，醫護同仁也會因為忙亂而無暇顧及其他重症病人，因而增加其他病人病況惡化的風險。當然，也無法有效運用有限的醫療資源。

安寧善終，始於關懷。身為重症醫師應以關懷為出發點，不厭其煩地向家屬說明病人病情及預後，若是病情屬於無法救治的，也應該坦白告知，以進一步說明急救與否的結果，雙方共同討論出對病人最好（受苦最少）及符合家屬期待的治療方式。我期許自己能成為他們親人生命末期的領航者，同時也要成為他們在做出困難決定後的最大支持者。

即使決定 DNR（拒絕臨終急救），在醫療上，並不是代表改採消極作為或無所作為，反而是應該更積極的減少病人痛苦（著重止痛、止喘、消腫等），增加家屬陪伴時間、鼓勵家屬與病人接觸，並引導家屬完成道謝、道歉、道愛、道別的四道人生。病人得以善終後，也要進行家屬的哀傷輔導，讓家屬可以走出悲傷。同時，醫護同仁也必須進行「團體療傷」。

這是個不容易的使命，需要醫護人員、社工師、患者、患者家屬等各方協力合作才能達成。身為經常性面對生離死別的第一線醫護人員，這幾年來，我與團隊成員不斷學習，與病人家屬一起成長。如今能看到病人家屬對我們的回饋與感謝，我們就知道「這是對的事情！」

阿金醫師在說，你有沒有在聽！

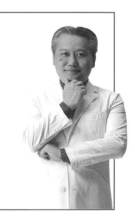

別讓你以為的急救，成為最殘忍的折磨。透過重症安寧醫療的推廣，讓無法救治的病人，都能善終。從旁協助與輔導，讓家屬了無遺憾，讓醫療人員學會放下。

良好的生命末期照顧，始於對生命的尊重，對家屬與病人的真誠。良好的溝通不僅可以改善醫病關係，減少醫療糾紛發生也讓病人得以善終。

善終不需有錢
只要有愛

有愛才能善終，有權有勢可能是善終的障礙。
有時候，人不是馬上就離開的，心跳血壓就停在一個不上不下的地方，
對家屬來說，一顆心也不上不下的。但這段時間正是家屬替自己心愛的
人去思考、去想辦法完成他最後的心願的過程，同時也在協助自己「轉
念」與「放下」。

　　一大早，我還在加護病房門口向其他床的家屬解釋病情時，救護車人員推著阿嬤的病床出來，我們醫療團隊反射性地暫時停止討論工作，很有默契地一起回頭，向阿嬤鞠躬。阿嬤的媳婦和兒子看到我們，也特別走過來向我們致謝。大家目送阿嬤最後一程，護理長則陪著阿嬤到電梯門口。

　　到了中午，副護理長特別跑來找我，她的神情看起來有點緊張，害我也忍不住跟著緊張起來。

　　「主任，我有一件事情要向您報告。」

　　『什麼事？』我心中不免有些擔心。

　　「就是早上那位往生阿嬤的媳婦。我昨天在引導她做『四道（指臨終前的道謝、道愛、道歉、道別）』時，她跟我反應一件事，她說我們醫院怎麼做事都不同步？」

這可把我急壞了。心想，早上離開時，她看起來還蠻感謝我們的，難道這之間有什麼誤會嗎。我沉下氣來，接著問。

『她是有什麼事情要反應嗎？』

「她是說，同樣是加護病房，為什麼在這裡感受到的親切、溫暖與關懷，在之前的另一個樓層卻感受不到呢？」副護理長可能也很緊張，講話有點顫抖。

『那你怎麼跟她說的呢？』聽到這，我才總算鬆了一口氣。

「我跟她說，其實大家都很關心阿嬤啊！只是我們單位是比較早投入安寧善終照護的單位，比較有經驗。目前已經逐漸推展到院內其他加護病房了，其他單位也已經有派人來學習了。」

『我覺得你這樣回答很好啊！』

「她覺得我們做得比安寧病房還要好，不只有照顧到病人的不適，也照顧到家屬的感受。還說自己父親之前住安寧病房時，因為喘，她就要求值班醫師打嗎啡（Morphine），但是值班醫師堅持給藥時間還沒到而拒絕。雖然他理解值班醫師的顧慮，但又不忍心自己父親這麼難受。這次看到阿嬤在我們單位，症狀都有被好好處理，阿嬤的餘生可以算是安詳度過。」

我想，阿嬤媳婦父親的事可能是很久以前了，目前的安寧病房應該不太會有這種防禦性醫療的行為了。醫療上，同理心是很重要的一環。因為同理，自然知道怎麼做是對的。因為同理，自然能夠感受病人與家屬所感受的。

此時，批價櫃檯打電話來給我，說「這個病人是 OHCA（到院前心跳停止），不能開死亡診斷書，你怎麼給她開了？」的確有醫師對於 OHCA 的病人一律不開死亡診斷書，這恐怕也是怕出事而有的防禦性行為。行政人員可能也怕出事，才好心提醒。

Q 什麼是『OHCA』？

A OHCA（out-of-hospital cardiac arrest）意指患者「到院前心跳停止」。但 OHCA 並不代表死亡，仍有機會透過心肺復甦術，讓病人回復生命。OHCA 發生的原因可能是心血管疾病引起的心肌梗塞與腦中風、其他內科疾病，或因外傷造成的如車禍、墜樓、凶殺或自殺等。

當患者無呼吸無心跳時，即時施予 CPR，能增加存活機率。一般來說，OHCA 因無呼吸心跳，會使腦部缺氧，約持續 4 分鐘，腦細胞便會開始壞死，超過 10 分鐘，即使救回，也可能變成植物人。CPR 最主要的目的就是透過胸外按壓讓心臟收縮，促進血液循環，希望能恢復自主心跳與脈搏。

我告訴批價櫃檯的同事，說「這病人是因病而發生到院前心跳停止。我看不出來有任何『非自然死亡』的理由，死亡診斷書我當然要開啊！」因為如果我不能開，就表示我必須要通報「司法相驗」，由檢察官來開立死亡診斷書。在此同時等於是告訴家屬：我懷疑病人是意外或被害死的，並非自然死亡或病死的。這樣對家屬來說，情何以堪。

因為醫護人員心中有愛、患者家屬心中有愛，這位阿嬤才得以安寧的善終。我認為，這樣的觀念不僅僅在醫界需要被推廣，也要在社會裡不斷地去宣導，如此一來，才能夠讓更多的人，不必再飽受各種臨終前的折騰。

臺北市立聯合醫院總院長黃勝堅醫師就曾經語重心長的表示，愈是有權愈是有錢的子女，經常愈是那個放不下的人，而通常旁人也不敢勸他們要放下，因此，他們的親人往往必須被折騰到最後一刻，所以「不得好死」、無法善終。有些為人子女的、為人晚輩的，為了爭產，或處理遺產、權力交接等，而必須讓親人繼續承受臨終前的折騰。

我以前就照顧過一位非常有錢的太太，她已經是癌症末期患者，卻仍住在加護病房裡，插管、洗腎、使用葉克膜、接受化療……，看了讓人不捨，卻也沒有人敢勸她先生放下。所以說，有愛才能善終，有權有勢，可能是善終的障礙啊。

有時候，可能是病人本身「捨不得」。曾經有位阿公到院前就心跳停止，救護車上 EMT（緊急救護技術員）和急診人員，接連 CPR 共 30 幾分鐘，阿公才終於恢復心跳和血壓，但因缺氧過久，腦幹功能已經喪失。

腦幹功能喪失的病人是不可能長時間存活的，死亡是早晚的事（一般是在幾天內，頂多就 2 周而已）。醫療人員和家屬開了會議，家屬都充分了解阿公的情況，也不希望阿公再急救，只希望阿公能平順的走完最後這一段路。

幾位護理師引導家屬向阿公進行四道人生（道謝、道愛、道歉、道別）。阿公的血壓在停止使用強心劑後，開始往下掉，可是掉到40、50的時候，就停滯了。就這樣過了一天，誰都不知道阿公的心跳何時會停止。

對於病人這樣「突如其來的踩煞車」，家屬也會不知所措，明明都做好準備了，一顆心卻只能懸在半空。這時，我們都會告訴家屬「他會自己挑選一個最好的時間。」

我覺得，對家屬來說，這段時間非常的重要。子女向患者承諾「會好好照顧媽媽，他可以放心的走。」然後，也看到多年沒有聯絡的親戚與朋友都一一出現了。有些是誤會與怨恨導致多年沒見面的，此刻都在病人的病榻前，在放聲大哭中，逐漸釋懷。當家屬替自己心愛的人去思考、去想辦法完成他最後的心願的過程，同時也在協助自己「轉念」與「放下」。

就有幾件事讓我印象蠻深刻的。有一個是病人在外面「藏了多年」的孩子出現了，過程中有劇烈的爭吵，結局卻也溫馨收場。還有病人的孩子和媳婦正在鬧離婚，醫療團隊居中要他們向病人承諾「會嘗試和好」，讓病人不再牽掛。有病人在子女告訴他，欠朋友的錢會幫他還後就走了。有一位女婿在我提醒下，告知一定會想辦法達成岳母與岳父合葬的心願後，病人維持幾天的血壓就突然停了。還有一個有趣的，是子女告訴父親，他藏在天花板的私房錢，他們有找到了，請他安心。

　　或許很多事情，對旁人來說，只是巧合，但對家屬來說，可是意義重大。後來，這位阿公是在菸與高粱酒的陪同下離開的。護理長說，那天下午阿公的家屬帶了一瓶高粱和一包香菸來，放在阿公的床頭邊，沒過多久，阿公的心跳就停止了。因為身體狀況不好，阿公已經被家人禁菸禁酒好一段時間了，趁著這個機會，家屬幫他完成最後的心願。

阿金醫師在說，你有沒有在聽！

　　醫療上，同理心是很重要的一環。因為同理，自然知道怎麼做是對的。因為同理，自然能夠感受病人與家屬所感受的。

　　醫療人員心中有愛、家屬心中有愛。有愛，才能善終。這樣的觀念不僅僅在醫界需要被推廣，也要在社會裡不斷的宣導，才能夠讓更多人，不再飽受各種臨終前的折騰。

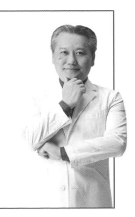

生死接線員
器官的媒人婆

「有一個死，才能有一個生。」道出協調師心中的矛盾與衝擊。
器官勸募是個非常細膩的過程，協調師必須適時試探，並盡可能的做好
評估。他們一方面要面對即將到來的死亡。另一方面，卻為某些人爭取
到活命的機會。

　　那個星期六，我依舊是早上 5：20 準時起床，先去醫院病房查
房，接著要趕 7：49 的火車，去上人工智慧學校的課。有一位病人，
我特地在他床邊多停留一點時間。看到他的「血壓」和「氧氣」都
不錯，我就放心了。……

　　這 2 天以來，醫療人員的心情，隨著他的血壓與氧氣起起伏伏。
還好，前一晚大夜開始，血壓穩定了，即使升壓劑都停掉了，氧氣
也沒再掉。我猜，他大概是知道「就在今天了！」

　　都還沒 7：00，社工師也來了。這位社工師這幾天都陪著他的媽
媽和家人們，安撫著他們悲傷的心靈，引導著她們和患者說說話，
但在社工師的臉上，絲毫看不見疲憊的表情。大概 7：30 吧，器官
協調師也來了。這幾天，都是她忙進忙出，張羅著要抽什麼血、做
什麼檢查、找人來做腦判、上傳資料做配對、與各醫院的協調師聯
絡……，做得比我們想的還多還複雜。

後來，護理長也來了，即使今天她休假，她也特別過來一趟，還刻意換上了制服。每一個人雖然很不捨，也能體會家屬的悲傷，但對醫療團隊來說，這天的心情就像是「嫁女兒」，大夥仔細地一再核對各種細節。大夜班的護理師，已把患者整理地乾乾淨淨、整整齊齊，雙手相握在胸前，表情非常「淡定」，應該也是很感恩家人，能幫忙下這個決定、完成這個心願吧。

「痛苦都將遠離了。你即將像出嫁的新娘，留下扇（善）子一般，留下你的器官，然後，帶著滿滿的祝福，就像『嫁妝』出嫁。請你放心，留下的這些器官，我們已經都幫它們找到了好歸宿，也會幫你好好的照顧它們。」

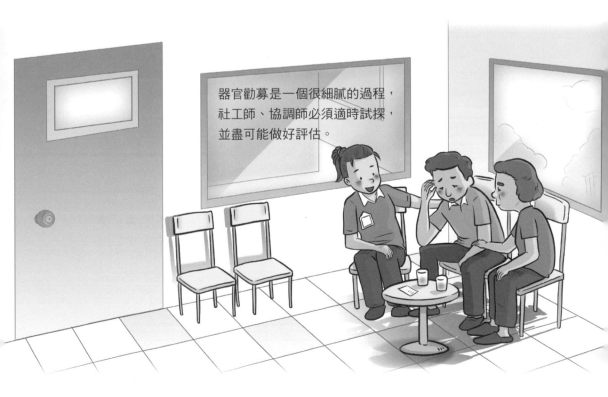

器官勸募是一個很細膩的過程，
社工師、協調師必須適時試探，
並盡可能做好評估。

　　此時，我改變主意了，不趕火車了，我一定要親自送這位患者。雖然這天是人工智慧學校「手把手操作」的課程，我也知道如果遲到，肯定就跟不上進度，但還是覺得，若此刻不能和醫療團隊在一起，陪著患者與家屬的話，我將來一定會遺憾萬分。

　　在手術室門口，先是家人各自向患者道別。他的媽媽縱然是不捨，也是強忍著眼淚。然後是家屬一一地叮嚀與交代：
　　「不必掛心媽媽，兄弟姐妹都會照顧媽媽。」
　　「病痛都留下來，你要好好跟著菩薩走。」……

　　我強忍著即將奪眶而出的淚水，帶領著整個醫療團隊，向患者和家屬鞠躬致意。那陣子，公視正在播《生死接線員》，這是一部述說像這位患者一樣的大愛故事。現實生活中，我很有福報地參與其中之一。

　　後來，我到火車站，把火車改成 8：53 的車次，上了車，沒位子可以坐，就站著一邊滑手機，一邊想著這幾天的事。突然，火車停止了，車上幾個年輕人，談論著即時訊息，原來，前面的莒光號在大湖與路竹之間發生了事故。

　　此時，協調師正好傳了訊息來，一方面向 ICU 團隊致謝，一方面也關心我遲到多久。「沒關係啦！遲到一小時和兩小時，已經沒什麼差別了。」我回傳。因為今天是這麼一個重要、有意義的日子，我當然不能缺席，彷彿又找回醫療的熱情與初衷。

　　說也奇怪，有兩件事情就是這麼巧合。我一趕到教室的時候，

同學們就說，剛才教室的電腦故障，老師和助教處理了好一會兒，所以我並沒有錯過手把手的課程。捐贈者在完成器官摘取後，會宣布死亡的時間，專科護理師傳簡訊來告知我，這個時間竟然差不多就是我趕到教室的時間。或許都只是「巧合」，但卻讓我更記得這個日子、更感恩這個日子。

「器官勸募」是個非常細膩的過程，協調師必須適時進行試探，並且盡可能的做好評估，避免發生同意捐贈後又反悔的事情發生（即使是簽了器捐同意書，家屬依然隨時都可以改變主意，不必有任何壓力），畢竟醫療人員白忙一場是小事，讓受贈者期待落空，才是最讓人不捨的。這也是為什麼我當時會大推《生死接線員》這部戲劇，正是因為器官捐贈是一個很難得的題材。不過，有幾件事是和實際情況有差距的。

戲劇裡，對於「腦判（腦死判定）流程」的考究不夠確實。腦判是非常勞師動眾的醫療行為，也是具有一定風險的醫療流程，如果不是已經確定要器捐，不會貿然進行這個程序。正常情況下，不可能像劇裡演的那樣，在家屬尚未同意器捐以前，就進行腦判程序。而且要在兩次腦判通過、器官配對完成後，才會請被配對到的病人（受贈者）住院，然後受贈醫院再派醫師來取各自要的器官。

整個工程非常浩大，所以在開刀房突然喊「卡！」這是極為少見的情況，當然，醫護或相關人員都能體諒家屬臨時反悔的心情，只是好不容易等到器官的那些病人，希望又要落空了。器官協調師都會盡可能避免這樣的事件發生。

Q 什麼是『腦死』？

A 腦死，指的是腦幹死亡。在醫學上認定，腦死的人是在短時間內就會死亡的，所以可以捐贈器官。

腦幹是生命的中樞，控制心跳、呼吸、血壓，當腦部因嚴重外傷或疾病（如中風、腫瘤等）使腦幹發生病變而受損，心肺功能將逐漸喪失。這種患者雖可藉維生設備（如呼吸器、葉克膜等）暫時維持生命，但終究還是會死亡。

腦死與植物人是不同的。植物人是大腦功能喪失，不能思考、行動、與外界溝通，通常只能臥床，但他們的腦幹功能正常，有呼吸、心跳、血壓等生命徵象，簡單來說，植物人狀態還能夠長期存活，所以不能捐贈器官。

身為協調師，同時會有「等待器捐者」與「器捐者」病人的時候，但絕對不可能為了某位病人可以得到器官，而積極的去勸募另外一位病人，這是醫院移植小組必須迴避的利益衝突。原則上，器官的分配是由一個公正單位依一定的順序與配對來進行的，並不是想要給誰就可以給誰。

當然，協調師更不可能去決定病人是 Dying（等待受贈者）或 Angel（捐贈者）的。即使一位等待心臟捐贈的病人，簽了器捐同意書，他只會是「等待受贈者」身分，直到他死亡（心臟停止或腦死）後才有可能被轉換為「捐贈者」。劇裡為了呈現某協調護理師的個性，拿著牌子，徘徊在 Dying 與 Angel 之間，與眾人期待他替志豪做出這個決定的那一幕，實屬誇張，在現實世界中，不可能發生。

即便《生死接線員》劇裡有些需要導正的觀念，但我必須說，這部影劇作品將能讓更多民眾了解器捐，甚至接受器捐，同時知道協調師與醫療移植團隊的工作內容。

劇裡說的「有一個死，才能有一個生。」道出協調師心裡的矛盾。他們一方面向捐贈者家屬勸募器官，面對的是一個人即將到來的死亡。另一方面，卻期待著等待器官移植的病人能配對到器官，爭取到活命機會。

161

阿金醫師在說，你有沒有在聽！

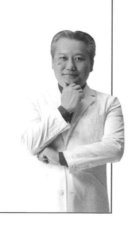

戲劇裡「有一個死，才能有一個生。」道出醫療人員對器官移植的矛盾心情，一方面期待受贈者能夠盡快獲得器官重生，另一方面，卻得面臨捐贈者的死亡。

即使矛盾，他們仍然堅守著崗位，與時間賽跑著，在病家與醫療團隊、生與死之間，穿針引線，把一個人的「死」與另一個人的「生」接上線、把一個個的器官媒合起來，促成一樁樁的美事。

器官捐贈不是勸的
是**轉念**後形成的

關於器官捐贈，我個人不喜歡用「勸」這個說法。

我認為，這是在家屬轉念之後自然形成的。這樣的「轉念」在有些家庭可以發生，在有些家庭則很難，他們持續沉浸在悲傷的情緒中。無論如何，並沒有誰對誰錯，更沒有應該或不應該。

「爸爸，你這輩子辛苦了，接下來就沒病沒痛了。」

「以前人家都說你沒有出息，現在你救了很多人！」

「我以你為榮，身為你的子女我覺得很驕傲。」

「你就放心的走吧，孩子我會好好照顧的。」……

每一次停在手術室門口，聽到器官捐贈者與家屬之間最後的道別，我都會忍不住掉下眼淚。步驟的尾聲是由器官捐贈協調師貼近病人耳朵，做最後的叮嚀。

追完《生死接線員》一劇後，本來要來寫一篇評論的，但是心情卻異常的沉重，遲遲不能動筆。《生死接線員》是以器官捐贈協調師為主角，器官捐贈為主題的醫療職人劇，我一直對這部片子抱著很高的期待，卻又擔心一些處理得不夠清楚的劇情，會誤導觀眾對器官捐贈的想法。

劇中可以一直看到從婦產科護理師轉任至移植小組的菜鳥協調師溫雨讀，不斷的穿梭在病房之間，拿著器捐同意書，去「勸」家屬簽。這樣的行為被外科醫師批評是「禿鷹」（指像禿鷹在空中盤旋，對即將死亡的人的器官虎視眈眈），被家屬咆哮「為何人死之後，還要奪取他的器官！」甚至被懷疑像她這樣的器官協調師是否有得到什麼好處。劇中還穿插了檢察官要捍衛死者的權益而暫時不簽同意書，也說到醫院院長會盯器官移植的績效（KPI）的情節。

或許這些劇情設計是為了戲劇張力，讓故事更吸引人（收視率更高），但是看在實際參與器官移植的醫療人員眼裡，是非常難過也難堪的。所以，忍不住，正值當時又完成一例器官捐贈之際，來澄清一些事。

醫院不會擺明著盯器官移植的績效。器官捐贈並不是商業買賣，最好是會有醫院移植還明訂 KPI 啦，頂多只會在醫院評鑑時，被念說平日宣導不周、推動不力而已，因為器官移植根本占不了醫院的多少業績。

所以，再重申一次，醫院不會要求相關人員要達到什麼績效（KPI），也沒有所謂一定要完成幾件器官捐贈這些事。民眾自然不必擔心，醫院會為了績效，非得「勸」你幫家人簽同意書。

器官捐贈不是用「勸」來的。關於器官捐贈，我個人不喜歡用「勸」這個說法。在《生死接線員》中把社工師和協調師等 2 種不同的角色混在一起，我是不太認同的。在說明之前，我先舉個例子，讓各位了解一下臨床上的實際情形。

以腦部外傷的患者為例。起初，主治醫師一定會告訴家屬，醫療團隊會盡全力去治療（實際上也會這樣做），不會提到器官捐贈的相關事宜，因為這時候說這些，非常容易讓家屬誤會，以為醫療團隊不想積極治療，只想要病人的器官。這樣的誤會是很可怕的，也很容易會衍生醫療糾紛。但若患者的昏迷指數為 3 分，醫療團隊確實會同時通報社工師。

Q 什麼是『昏迷指數』？

A 醫學上用來評估患者昏迷程度的指標，目前以「格拉斯哥昏迷指數（GCS，Glasgow Coma Scale）」的使用最為廣泛，這是由英國格拉斯哥大學 2 位神經外科教授（Graham Teasdale 與 Bryan J. Jennett）在 1974 年所發表的。

格拉斯哥昏迷指數評估項目包含 3 個方面（睜眼反應、說話反應、運動反應），加總即為昏迷指數。昏迷指數的總分為 3 ～ 15 分。正常人的昏迷指數為滿分（15 分）。昏迷程度愈重，昏迷指數愈低，最低分是 3 分。根據《腦死判定準則》，若昏迷指數為 5 或小於 5，且必須依賴人工呼吸器維持呼吸，是接受腦死判定的先決條件之一。

必須強調的是，社工師最主要的任務是「關懷家屬」，看看有沒有需要協助的地方，包括心理層面與經濟層面，並非是要來「勸募」器官。社工師和第一線醫療團隊都是以「真心關懷」為出發點，讓家屬感受到醫療團隊對病人與家屬的關心，彼此建立互信的基礎。社工師的角色非常重要，他們會陪伴家屬度過最難過的時刻，直到家屬心情相對平復。

只有在醫療團隊盡力治療後，病人昏迷指數仍然只有 3 分（最低分），且腦幹功能喪失（臨床上會從瞳孔對光無反射、無自咳能力、無自行帶動呼吸器能力等 3 個項目來進行判斷）時，才會請社工師謹慎地向家屬提出器官捐贈的選項，並「小心翼翼」試探家屬對器捐的「意願」，並不會像劇裡那樣「大剌剌」拿著同意書問家屬要不要簽。

此時，最重要的是幫助家屬「轉念」。對不少人來說，死亡都還是個禁忌話題，更別說是「要從自己親人的體內取走器官去捐給陌生人」這件事。這是一個非常困難的抉擇，也是非常不容易的「轉念」。走到這個步驟，家屬的心境是非常沉痛的，但悲傷之餘，多半會開始意識到病人將無法再繼續維持生命，此刻如果能夠引導家屬轉念，就有可能促成器捐。

「他（患者）平日為人如何？」
『他很熱心，很喜歡幫助人啊！』
「那你有聽過器官捐贈嗎？想要進一步了解嗎？」……

就像《生死接線員》劇裡說的「要做這個決定沒那麼困難，只要從有眼淚，哭到沒有眼淚，就知道差不多該放手了。」整個過程，社工師都是如履薄冰，要一而再再而三地注意家屬的反應，謹慎地應對，避免破壞辛苦建立的信任關係。

當家屬表明意願時，器官捐贈協調師才會開始介入。主要在提供各種器捐的資訊與說明，不是在「勸」家屬，只是在家屬「轉念」之後，支持他們的想法、協助釋疑、讓他們更堅定自己的意志去做

這個困難的決定。在這個階段，最大的阻礙是遠親朋友的指指點點，當然我也會跟家屬說，如果其他家屬有不一樣的看法或不了解，就請他們都過來醫院，讓我們有機會跟他們一一說明，這是為了幫助家屬解除他們面對其他不同聲音的壓力。

這樣的「轉念」在有些家庭可以發生，在有些家庭則很難，他們持續沉浸在悲傷的情緒中，並沒有誰對誰錯。無論家屬是否有「轉念」，社工師都會盡責陪伴。家屬「轉念」是需要時間的，每個家庭的進程都不一樣，有些需要幾天，有些則需要一兩周（或更久），時間可長可短，我們不會去催促，也不會讓家屬有任何「不捐會怎樣？」的壓力。劇中，為了等候器官移植的某病人而去勸病人家屬捐器官，這種利益衝突的事，現實中不太可能發生。

轉念不光是為了器官捐贈。實際上，對家屬來說，轉念（甚至器捐）也是一種治療，這能讓家屬從悲傷中暫時跳脫出來，去思考「如何幫助親人完成他的心願？」去明白即使親人離世了，仍可以幫助這麼多人、這麼多個家庭。待家屬將來再回憶起痛失的親人的時候，除了悲傷的情緒外，還有一種「溫暖」「感恩」與「圓滿」的心情。

利用 3D 列印技術，填補傳承的器官，也能撫慰家屬的心靈。同意捐贈患者器官的家屬，都幾經天人交戰之後，才下的重大決定，但難免還是有人會有「器官被取走了」，身體「是不是就空空了」的遺憾。在早期，我們醫院的移植團隊就率先使用了器官的「彩色圖卡」，填補器官的空位，很多家屬覺得這是很貼心的做法。近年來，

3D 列印發達，移植團隊把 2D 列印改為 3D 列印，這些幾可亂真的模型，填補已被傳承的器官，也撫慰家屬的心靈。

這些 3D 列印的材料，是可以被分解的玉米粉，兼顧環保，而且針對嬰兒或小孩，也能依其器官的實際大小客製化。器官捐贈就是讓生命與愛，在另一個人身上延續下去，在此同時，也得兼顧捐贈者家屬的心靈。對於器捐者的大愛，永遠可以多表達一分感激。對於家屬，我們多一分關懷與多一分溫暖，就能讓他們少一點遺憾。

Q 哪些器官是可以捐贈的呢？

A 一般而言，常見可以進行捐贈的器官，包括心臟、肺臟、肝臟、腎臟、胰臟、小腸、眼角膜、骨骼、皮膚。

只要有一位捐贈者，就可以讓一位受贈者不再傷「心」、一位受贈者不再「肝」苦、一位受贈者「胰」然自得、一位受贈者「腸」腸久久、一位受贈者明天「肺」更好、兩位受贈者可以放「眼」未來、兩位受贈者可以追求「腎」利人生。也就是說，最多可能可以讓九個人（還有他們的家屬）的人生從黑白變彩色。

最後，還是要提一下的是，器官捐贈的風氣，在國內已經有漸漸提升的現象，也有聽到不少人會主動去簽署器官捐贈的意願書，這些都是正向的發展。但是，千萬不要以為自己簽了器官捐贈的意願書，將來就一定可以如願完成大愛，造福他人。無法省略的步驟，還必須充分的和自己的家人溝通，傳達器捐的想法，讓家人都了解與接受，等到那一天到來，他們才能幫你完成心願。

正因為多數患者家人不是說轉念就能轉念，以致對器官捐贈這件事，是很不容易達成共識的，所以醫療團隊會盡全力支持他們的任何想法，協助解除他們對於器官捐贈的各種疑問與顧慮，讓他們更堅定自己的意志去做這個困難的決定。

若真的面臨這樣的情節，身邊的親朋好友，千萬不要在不了解的情況下，胡亂指點別人的決定。這樣一來，家屬不僅要面臨親人離開的傷痛，還得同時承受不被理解的壓力。器官捐贈，是一件美事，這是讓生命與愛，在另一個人身上延續。既然是這樣的美意，我相信每個人都是很樂意且願意盡量去促成的。

阿金醫師在說，你有沒有在聽！

器官捐贈不是勸來的，是在家屬轉念之後自然形成的。家屬能有這樣的轉念，是出於家屬對親人的「愛」與「想要為親人做一點事」的心願，當然還有醫療人員的關懷、陪伴與彼此間的信任。

醫療人員做的，不是拿著同意書、追著家屬簽，而是肯定家屬的決定、堅定家屬做決定的信念而已。對於器捐者的大愛，我們永遠可以多表達一分感激。對於家屬，我們多一分關懷與多一分溫暖，就能讓他們少一點遺憾。

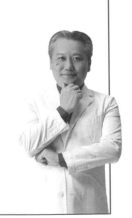

把『聲音』留下
幫助別人也幫助自己

傳統的捐贈器官，要等到腦死或往生了，才能捐。

但即使現在（活著時）有意願、簽了同意書，到可以捐的時候，還得看家人捨不捨得捐。至於，捐血或捐頭髮雖然活著就能捐，但有一定的門檻，而且需要等待。但是，捐贈「聲音」現在就可以，而且是源源不絕的捐。

很多人希望可以在離世後「捐贈器官」幫助需要的人，但總是有所顧慮。一方面擔心身體變得「不完整」而「上路」，一方面顧及家人的不捨與感受。這是在捐贈器官推動上的困難，甚至可能在最後一刻退縮。一般人比較能夠接受的是「捐血」或「捐頭髮」，因為不出幾個月，捐出去的這些東西就會再「長回來」。

「毫無傷害」「不必等待」的捐贈項目

若有一種捐贈是對捐贈者「毫無傷害」「不必等待」，馬上（活著的人）就可以捐，而且對多數人而言是一種源源不絕、捐了也不會變少的東西，捐贈的意願會不會變高。還真的有這個東西，那就是「聲音」。看到這裡，十之八九心中一定充滿著疑惑：什麼？聲音也能捐嗎？捐來幹什麼用的？

　　在 2019 年時，我在臺灣人工智慧學校，聽著北科大電子系廖元甫副教授〈語音與音樂訊號處理〉這堂課，聽到「捐贈聲音」這回事，不只覺得非常神奇，更覺得非常振奮。我還主動告訴廖元甫副教授，我說「我很明白這件事情的意義，請讓我幫忙宣導！」身為一位重症醫師，我確實很了解這件事的重要性與必要性。

　　簡單來說，以現今進步的人工智慧（AI）技術，可以把「預先錄存下來」的聲音（一句話或一個單詞），拆解分析、重新組合，拼湊成使用者「當下想要表達」的文句，而且還能做到「原音重現」，甚至進步到可以依照當下的情境（情感或情緒層面）的不同，呈現出適切的語調與聲音。

　　舉例來說，使用者利用鍵盤敲出「我要吃飯」後，系統會從曾經說過的句子裡分別找出「我」「要」「吃」「飯」的聲音，再把四個字組合成「我要吃飯」，以「原來的聲音說出來」。（實際做法比我說的複雜、厲害很多。）

足夠的取樣，才能把 AI 訓練的更成熟

　　說到這，可能有很多人已經想到《時間簡史》作者史蒂芬・霍金（Stephen William Hawking，1942 － 2018）了。霍金在 21 歲就被診斷有俗稱漸凍人（肌萎縮性脊髓側索硬化症）的罕見疾病，此疾病會使人的運動神經元會逐漸退化，致使全身大小肌肉慢慢地萎縮，逐漸失去活動能力，最終也將失去說話的能力。

最痛苦的是，漸凍人在身體逐漸僵化的過程中，他們的腦袋仍持續思考著，卻不能動，不能講。

捐贈聲音的這項科技目前最主要的目的，就是要來幫助像霍金一樣的「漸凍人」。讓他們透過電腦打字，發出聲音，順利傳達自己的想法，即使他們不能說話。就像霍金那樣，就算無法透過口語直接表達，依舊能夠與人溝通，甚至去演講與授課。（霍金的演講影片可以在 YouTube 上搜尋到。）

霍金的聲音幾乎都是在 1985 年前、他仍然可以表達時，透過演講、影帶、錄音等保存下來，時間久遠加上技術有限，音質沒有很好，組合起來有點像「機器人在講話」。

要知道的是，霍金之所以使用這種「機器人聲音」直到過世，並非技術發展停滯不前，而是因為那種「說話方式」已經是世人「辨識」他的方式了，所以他也不想換。其實，數十年過去，儲存聲音的品質、重組聲音的技術持續進步，已經可以做到很「自然」了，即使是用別人的聲音來重組，還是把文字的感情與溫度「說」出來。

但一般病友很少能像霍金一樣，留下那麼多的「聲音」，以致漸凍人在發病後到無法說話時，沒有足夠的取樣來訓練 AI，所以「聲音捐贈」是很重要與迫切的。捐出來的聲音會被存在「語音銀行（Voice Bank）」裡，供技術人員挑選與病友最相近的語音，進行修補、合成出病友的聲音。

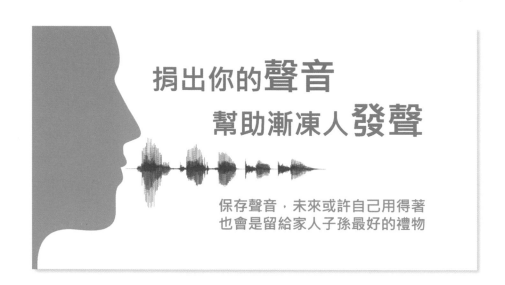

保存聲音，未來或許自己用得著
也會是留給家人子孫最好的禮物

保存下來的聲音，幫助自己和家人

知名的記憶體大廠金士頓（Kingston）曾經有一個廣告，是改編自一個真實故事。廣告中描述英國倫敦有一名老婦經常到地鐵站，為的只是聽一聽「小心月臺間隙（Mind the gap）」的警語廣播。某天，她發現地鐵廣播系統全數更換，既難過又焦急的詢問站務人員，才得知原本的警語是由她已故的丈夫所錄製，而她則是透過這樣的方式追思自己深愛的人。

據說，這個故事曝光之後，倫敦地鐵還是在那唯一的一站，保留她先生的「廣播」。這則廣告讓我想到，透過語音 AI 的處理，不只是能夠幫助「漸凍人」或因病語言表達障礙者，未來也可能可以幫助我們自己或家人。

漸凍人症的發生率極低，大約為 10 萬分之 1，國內罹病人數大約 1000 人左右，病因有 1 成都是遺傳。即使漸凍人症非常罕見，但

某些「萬一」是可能發生的，像是因為意外、腫瘤（氣切或是聲帶損傷、切除）而失去發聲能力，或更高機率是腦中風而「口齒不清」時，這項科技能「還原」有情感、有溫度的聲音，病患本身表達無礙，家人朋友也能聽到那熟悉的聲音。

人離世的時候，這個被保存在語音銀行的「聲音遺產」（至少要5小時的聲音，錄製1000個以上的句子）也許能夠發揮其他作用。你可以想像嗎？當家人、子孫、朋友，在和 Siri 或 Alexa 對話時，所發出的聲音是「已逝家屬說出來」的，那將是留給親友最棒的禮物。

即使人離開了，在思念時，還是能持續對話，確實是一件挺美好的事情。就像儲存臍帶血的概念一樣，把自己的聲音存在「語音銀行」裡，以後自己或家人或許都有機會用得著，就算用不到，也可能幫助到需要的人，何樂而不為。（目前這個計畫已經結束捐聲音的階段，現階段進行的是錄製病友聲音。）

阿金醫師在說，你有沒有在聽！

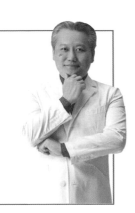

　　協助已失語患者「發聲」，讓聲音更有溫度。一方面能將聲音紀錄下來，像存錢一樣，存下自己的聲音，同時能成為聲音大數據之一，供技術人員挑選與病友最相近的語音，再修補、合成出病友的聲音，協助那些聲帶受損或無法說話的人，讓他們不只聲音重現，還能帶有情感、更有溫度。

以**醫病共享決策**
輔助家屬做困難抉擇

讓人陷入掙扎的決定，經常在加護病房裡上演。

嚴重腦損傷患者常因為陷入昏迷、生死未卜，且未來失能機率高，家屬對於要選擇氣切長期照顧、等待一個甦醒的奇蹟，還是選擇拔管、回歸疾病自然進程，卻又不捨患者就此離去。這個抉擇經常讓家屬天人交戰、陷入兩難，甚至造成親屬間的衝突與不解。

　　奇美醫學中心 4B 加護病房是神經內外科加護病房，主要收治腦中風或頭部外傷等腦損傷的病人。統計顯示，嚴重腦損傷且昏迷指數小於或等於 8 分的病人有 30 ～ 50％的死亡率，而未來即使意識恢復狀況也不會太樂觀，且失能的機率很高，通常都需長期臥床，仰賴他人照顧。

　　臨床上，常有嚴重腦損傷病人在經過急性期積極治療後仍未恢復意識，但病情趨於穩定，已進入呼吸器脫離階段，此時，家屬就得面對天人交戰的抉擇，是要選擇讓病人「氣切」，進入遙遙無期的照顧，期待著奇蹟出現（病人清醒），還是選擇「拔管」，尊重病人疾病自然發展。

　　這些讓人陷入掙扎且兩難的事件，經常在加護病房裡上演。每當家屬含著眼淚與護理師四目交接，似乎在尋求建議與支持的模樣，

實在讓人十分揪心。當這種情形一而再再而三的發生，護理師與醫療團隊都希望可以為病人或家屬多做些什麼。因此，我們的加護病房就決定運用「醫病共享決策（SDM）」的方式，來協助家屬作困難的抉擇。

Q 什麼是『氣切』？

A 氣切和插管的主要目的都是為了維持患者的呼吸道暢通，便於接上呼吸器來輔助呼吸的緊急處置。

在為呼吸困難的患者急救的時候，通常會優先以插管並連接呼吸器的方式進行，不過長期插管有其風險，可能會造成口腔潰瘍、吞嚥困難、聲帶受損等併發症。所以若經醫師評估，是需長期依賴呼吸器或需抽痰的患者，通常就會建議把氣管內管改成氣切管。

插管正式名稱是「氣管內管置入術」，通常是經由嘴巴（少部分是經由鼻子）將管子放入氣管內，幫助病人建立呼吸通道。氣切指的是「氣管切開手術」，就是從患者頸部位置在氣管上切開一個洞，並放入氣切管，讓患者借此自行呼吸或連接呼吸器進行呼吸。不論是插管或氣切，其作用在於輔助治療，並不是治療方式，所以不會影響病情。

許多人對於氣切有誤解，以為氣切就是病危的象徵，而且一切就回不去了，事實並非如此。若原本的疾病是屬於可以治癒、等待復原的情況，氣切後反而能避免感染、提高生活品質，脫離呼吸器機會也比較高，待能自主呼吸、咳痰，也能移除氣切管。氣切管移除後，大約3、4天就能自然癒合，而且幾乎不會影響講話（聲帶）。當然，如果原本的疾病是無法治癒的，病人在氣切後，也不太會改變原本的疾病，本來是昏迷的，大部分還是維持昏迷。

　　曾經有位 58 歲陳先生，他是一家之主，2 個女兒都已經成年。某天工作時不慎從高處跌落，頭部遭到撞擊導致顱內出血，雖然當下經緊急手術清除血塊，但在加護病房治療 2 周後，昏迷指數始終維持在 6 ～ 8 分。

　　還記得陳太太在會客時間流著淚、摸著病人的手，傷心的對病人說「你已經躺 2 個禮拜了，怎麼都不理我？」轉頭又問護理師「他為什麼還不醒，我們家以後要怎麼辦？醫師有說氣切，氣切是什麼、會不會傷到腦部、有沒有風險？我先生這樣，開刀會不會醒過來？」

　　其實，陳先生的大女兒已經有向醫療團隊表示過，自己實在無法決定是否要讓爸爸做氣切。她擔心氣切下去，萬一爸爸還是沒能醒過來，就活得太辛苦了。但若是選擇拔管，讓爸爸走，那是不是代表自己做得不夠多。總之，家屬當下是很難下決定的，而且他們都害怕「將來會後悔！」

　　當時，奇美醫學中心加護醫學部就以「醫病共享決策」模式，與病人家屬開立家庭會議。所謂的「醫病共享決策」就是醫療團隊在以關懷為出發點時，也以病人及家屬為中心，考量到病人與家屬的意願、價值觀、在乎的事、個人喜好等任何可參酌之條件，由團隊醫師提出各種不同處置之實證資料給病人及家屬。當然，這有賴家屬提供病人及家屬完整的喜好等。

　　藉由這樣的會議，讓彼此能夠交換想法，共同討論出最佳可行的治療選項，進而促進醫病相互尊重與溝通，協助家屬進行決策。這始終是「醫病共享決策」最主要的目的。

　　會議之後，陳先生的太太與女兒達成共識，共同討論出他們期待的做法，他們表示想要給患者一些時間做呼吸訓練，因此選擇暫時維持目前的治療方式，後續則轉至慢性呼吸照護病房（RCW）。幾周之後，陳先生又因為感染而再次入住加護病房，因為先前的了解及溝通，家屬已經認知患者的病況，也做好長期照護的心理準備了，就選擇讓病人進行氣切手術。

　　為了與家屬充分溝通並促進家屬間達成共識，我們甚至顧及到「遠方」家屬的立場，讓他們不只可以了解，也能透過會議前問卷來參與意見的表示。也就是說，在家庭會議前，醫療團隊就能事先掌握個別家屬所在乎的點，方便在會議中化解彼此的分歧。畢竟，生病從來都不是自己一個人的事，若一個人生病，讓全家分崩離析更不是我們所樂見的。

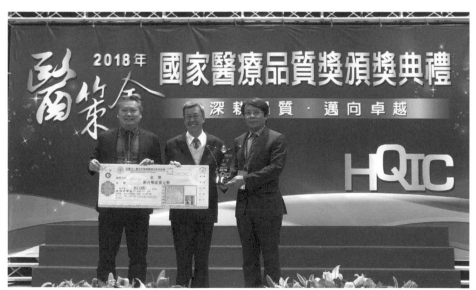

奇美醫學中心 4BI 加護病房推動「以醫病共享決策（SDM）輔助嚴重腦損傷病人的困難決策」，在 2018 年榮獲醫策會「國家醫療品質獎」金獎肯定，並由時任副總統陳建仁先生（圖中）頒獎。

記得曾經有一位 62 歲鄭先生，已婚，有 2 個女兒及 1 個兒子，都已經成年了。那時，他因為腦出血送到醫學中心開刀清除血塊，在加護病房積極治療 2 周後，昏迷指數仍維持在 6 ～ 8 分。不過，大女兒與二女兒對父親後續治療意見明顯相左，甚至曾在醫院內有激烈的言語衝突。

護理師觀察到兩個女兒因意見不一致而時有爭執，順勢引導她們表達心中感受，並藉每日病情說明解釋的機會，邀請病人太太及 3 位子女共同開立家庭會議。會議中，除了協助家人回想鄭先生平時的生活型態及價值觀外，也透過這樣溝通與互動的過程，盡可能消弭家屬之間的歧見。

在會議中，由於醫療團隊從旁的輔助，家屬更能暫時拋開顧慮，試想鄭先生可能會有的想法與心境，後來他們一致認為，自己的先生／爸爸不會希望自己在意識不清醒、失能的狀態下臥床過後半輩子，於是彼此取得共識後決定選擇拔管，讓病人也依疾病自然進程往生了。

多數家屬仍期待能尊重患者對生命價值的想法，為心愛的人做出最好且最適合的選擇。即使每一個決定都是困難的抉擇，但這樣的會議能讓家屬更有信心下決定，並減少未來後悔或自責的機率。雖然得花費較多時間進行說明，但醫病間相互尊重與溝通，絕對有助於提升醫病關係。透過互動過程中，病人或家屬才能講出自己真正在意、困難的所在，醫療團隊才能進一步提供協助，共同做出決策。

彼此藉由會議的舉行，也大幅降低醫病資訊的不對等，像是為了能提升溝通的效率、減少醫護團隊與家屬在認知上的差異，除了口頭講述外，我們還會輔以圖形、互動式工具、實體的道具、甚至是 3D 列印模型，進行說明。

醫療團隊會邀請所有能參與的家屬進行「家庭會議」，並由主治醫師「親自」向家屬詳盡說明病人的疾病、可能的預後，期待釐清家屬提出來的所有疑問，以做出最適合、將來不會後悔的決定。

阿金醫師在說，你有沒有在聽！

　　昏迷的重症病人對家屬來說是難捨的愛，我們期待能替家屬解開心中的結，讓他們更有信心做出不後悔的決定。

　　加護病房不是只有急救的冰冷空間，更有著協助家屬解決困難與穩固家庭凝聚力的溫馨氛圍。透過醫病共享決策的推展，實現了以關懷為出發點的溝通。

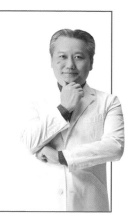

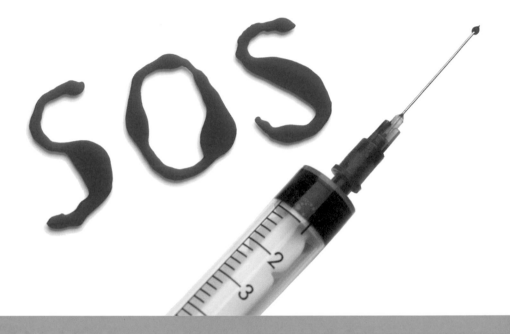

特別收錄

PART 4 那些新冠肺炎（COVID-19）
　　　　　教我們的事

擊垮我們的是**人性**
不是病毒

我永遠忘不了 2003 年 3 月 29 日。

這一天,是我第 1 次登上報紙的頭版,我戴著口罩,眼神裡盡是擔憂。
這一天,首位留意到 SARS 是一種全新傳染病的醫生 Carlo Urbani 染
SARS 過世。這一天,也是我生日,我才 30 歲、新婚 2 個月,卻只能
硬著頭皮跟太座說「這段時間暫時不會回家。」......

每次面臨重大醫療危機時,像 SARS、八仙塵爆 ......,少不了的
總是對「受害者」的負面指責,不論是當事人或家屬都免不了要承受
這些外來的聲音與壓力。當臺灣出現首例「新冠肺炎(COVID-19)」
的確診個案時,網路上的批判也隨之而起:

「這個人真的太自私了,要公布他的個資!」

「哎呀,怎麼得病了還敢上飛機啊,不知道會傳染嗎?」

「根本不把別人當回事,完全不顧別人死活!」

「在中國爽賺錢,只有生病時才會回臺灣害人!」......

四面八方的批判紛沓而至,還包括許多不堪入耳的言語。沒有
人願意生病,聽著這些攻擊的聲音,看著這些不懷好意與字眼,他
們情何以堪。不可否認的是,民眾如此反應,的確是人之常情,其
背後的原因就是「恐懼」。對於無法掌握的、未知的人事物,害怕
的成分永遠高過想要挑戰的成分。

我親身經歷過 SARS（嚴重急性呼吸道症候群）危機。那時我還在臺大醫院服務，所以不是在南部的「外圍地區」處理「疑似病例」，而是在 SARS 的核心重災區，處理最嚴重的病人。2003 年的 SARS 疫情，規模與 17 年後的新冠肺炎相當，整個臺灣人心惶惶，草木皆兵。嚴格算起來，SARS 肆虐期間大約半年而已，但因為病症與一般感冒類似，防疫之路可以說非常嚴峻。（註：新冠肺炎的規模遠超過當年的 SARS。）

那一年，我是臺大醫院胸腔科的總醫師之一。SARS 疫情爆發後，臺大醫院收治全國 40% 以上的 SARS 病人。那時所有醫師分成 2 個人 1 組，每天定時巡視確診病例，掌握每位個案的病情進度與給予治療建議。即使如此小心翼翼，幾乎滴水不漏的防範，每天仍會觸及好幾個「未爆彈」。

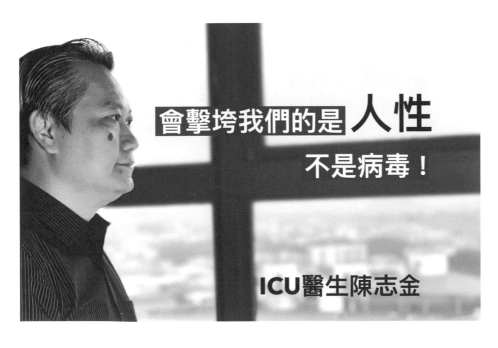

會擊垮我們的是 人性 不是病毒！

ICU醫生陳志金

　　狀況嚴峻到臺大醫院甚至經歷創院 108 年以來，首次關閉急診 2 周的紀錄。全院病房空空盪盪的，許多常規手術都取消了，只剩下胸腔科和感染科醫師留守上班，其他醫師都在家自主管理。

　　其他防疫第一線的醫院，醫療人員也防不勝防。那 100 多位受感染的醫療人員，對我來說，不只是數字，而是我身邊的同袍、師長。看著曾經的戰友，一個個相繼發燒、疑似染病、被隔離，只能透過電話關心與打氣。大概是了解身處隔離房的同袍／師長的情況，從他們的語氣中，聽到的除了擔心，還是擔心，完全聽不到絲毫抱怨，或推測自己是被誰誰誰傳染的。

　　至於那 11 位殉職的醫療人員，對我來說，不只是一個又一個的名字，而是我曾經熟悉的故事，我曾經天天觀察著他們的狀況，記錄著他們的病情變化，等待著他們的好轉。他們多數是因為病情惡化而從外院轉來臺大醫院的患者，一個一個的轉來，卻也一個一個的離去。

　　我想，我應該有資格和大家談談面臨重大疫情時的「人性」這件事。我想要談的，並不是 SARS 時期衛生署喊出三零紀錄（零社區、零死亡、零輸出）陸續破功、和平封院、中央地方防疫不同調等有關政治「人性」的問題。畢竟，在面對未明的疫情，害怕是正常的，但在過度恐懼之下，理性被綁架，很容易就說出不適當的話、做出不適當的事。

　　不過，大部分的醫療人員都是義不容辭的，我沒有看到逃兵。抗 SARS 期間，我負責整理前 7 位 SARS 病人的 X 光、在臺大醫院景

福館報告的時候，會場裡擠滿了北區醫院的胸腔科和重症醫師，他們唯一目的是參與學習 SARS 的診斷與治療。沒有人因為臺大醫院有住 SARS 病人，就不敢來。臺大醫院院內在辦全院宣導時，醫療人員戴著口罩把講堂擠得滿滿的。

有人問說「醫護人員都不害怕嗎？」其實，不是不害怕，而是因為我們相信同仁與同事，他們生病不會隱匿，會主動告知，即使知道說了之後可能會被隔離。

我永遠忘不了 2003 年 3 月 29 日。這一天，是我第 1 次登上報紙的頭版，我戴著口罩，眼神裡盡是擔憂。這一天，首位留意到 SARS 是一種全新傳染病的醫生 Carlo Urbani 染 SARS 過世。這一天，也是我生日，我才 30 歲、剛新婚 2 個月，只能硬著頭皮跟太座說「我這段時間暫時不會回家。」

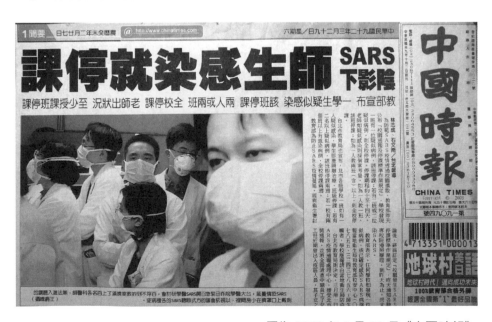

圖為 2003 年 3 月 29 日《中國時報》

　　或許是醫療人員了解的比較多、比較全面，所以就算會怕，也不至於過度恐慌，但是民眾就不一樣了，資訊來自四面八方，假的都被說成真的，恐慌逐漸蔓延開來。真的有民眾店家知道我是醫療人員，就叫我不能進去餐廳用餐、只能外帶，有些語氣委婉、有些惡言相向。甚至有的同仁連孩子也被波及，學校與家長竟然勸同仁不要讓孩子去上學。至於，被隔離者的家屬，全家都會被鄰居排擠，時有所聞。

　　這些都是無知而產生的過度恐懼，這些都是人性。所以加強對民眾的宣導，減少民眾對病人、甚至是醫療人員及其家人的歧視，很重要。這也是為什麼我和很多專業人士，都期待透過社群的力量，把錯誤的訊息導正，把正確的資訊散布開來。很慶幸，很多人的聲音都被聽見、看見了。

　　在《QSearch》的社群影響力調查中，我所經營的「Icu 醫生陳志金」臉書粉專，自 2020 年 1 月 20 日疫情初始階段，就持續性提供專業權威的知識宣導與防疫資訊，且呼籲勿恐慌勿歧視病患與醫護人員，而有幸被評比為五個具代表性的粉專之一。影響力排名還上升到第二名，僅次於蔡總統。

　　當社會出現過分譴責被感染者的時候，問題將會更加嚴重。疑似被感染者，可能會害怕被歧視、被攻擊、被隔離，乾脆選擇隱匿不就醫，因而成了疫情漏洞。

　　SARS 期間，就真的發生過一件感染者因害怕被診斷出來、害怕被鄰居知道，連夜從臺北坐客運南下，到沒人認識他的地區就醫，

造成同車多人被感染。還有，在 SARS 初期，民眾因為恐懼而大量採購口罩囤積，反倒讓真正迫切需要使用的醫療人員嚴重缺乏口罩使用。慶幸的是，這次新冠肺炎有很多人替醫療人員發聲，提倡把口罩留給真正需要的人。

別忘了，病毒會挑選在人最脆弱的時候，乘虛而入。雖然病毒很可怕，但人性與無知，更可怕。停止譴責、歧視、排擠感染者及其家人。我相信，對疾病的正確認知，能夠避免自己成為比病毒還可怕的人。曾經很多人都以為 SARS 是世界末日，但是，我們撐過去了。唯有摒棄互相的猜忌與指責，團結起來，配合防疫政策，才能戰勝病毒。

阿金醫師在說，你有沒有在聽！

面對未明的疫情，害怕是人之常情。適度的恐懼是一種提醒與叮嚀，但過度的恐懼會綁架「理性」，甚至說出傷人的話、做出傷人的行為。

病毒的可怕敵不過人性與無知的可怕。接收對於疾病的正確認知，能夠避免自己成為比病毒還可怕的人。永遠記住：病毒會挑選在人最脆弱的時候，乘虛而入。

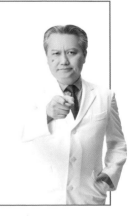

戴口罩防的是 ...
高中生教我**勇於呼籲**

2020 年 2 月初，我收到一位高中生的私訊。

「您好，我是一個高中生，平時有追蹤您的粉絲團，對您深感敬佩。因為我爸媽堅持不想讓別人知道他們是醫生，以至於我想發文呼籲大家卻做不到，可以請您代我發文嗎？ 謝謝您。」......

新冠肺炎（COVID-19）疫情爆發以來，我的臉書粉絲團每天都會收到很多有關疫情的訊息，有心情抒發的，有防疫建議的，但大部分還是焦慮的詢問，我實在無法一一回覆。看到這則訊息的時候，我本來也想「已讀不回」的。我跟大部分的大人一樣，陷入了這樣的思維「就憑你一個小孩子，能有什麼好呼籲的？」

想一想，又覺得不能讓這麼一位「勇敢」發送這則訊息的孩子失望 ......。所以，我還是禮貌性的回覆「發什麼文呢？」結果，我看到這位高中生寫的文章，非常感動，我答應把他的文章 PO 到我的粉絲專頁上，和大家分享。

「請大家不要再追殺超商店員了。沒口罩，不等於你就要死了，出入公共場所、醫院再戴就好。這時候的我們應該要團結一點。政府已經在想辦法做事了，沒有任何方法是十全十美的。

與其跟著同一群人批判『口罩不捐給中國』『口罩賣太貴了』『政府根本在發國難財』『花 2 億多設置口罩生產線浪費錢』『線上購買還要收 7 元運費根本坑人』，不如多花一點時間好好閱讀一下醫療專家的建議，做好自己分內的防疫工作。⋯

身為一個醫生世家的孩子，家中有多位長輩都在醫療院所工作，甚至有的是第一線人員。真正迫切需要口罩的是醫生、護理師，這群每天 8 小時以上都在充滿病毒、細菌底下工作的人。

7 天發 2 片、每片售價新臺幣 5 元、按證件配給、錯開發放時間等規畫或許不是最佳的方式，有人抱怨口罩根本不夠，但停下來想一想，我們相對其他國家，已經幸運很多了。（至少還買得到口罩。）

想當年 SARS 爆發，某醫院封院，我爸就是困在裡面的醫生之一。他說，看著一起工作的同事、前輩死去，自己還得冒著死亡風險照顧患者，被要求如果不去第一線工作就不准出院。家屬的焦急、至親壯烈犧牲的悲痛、根本不知道能不能撐到活著出來的恐懼與絕望。

那時候，我們全家都被隔離，每天依賴著特定送便當的人過活，祈禱電視報導的死亡名單上，不要出現我爸爸的名字。幾個月後，我爸平安回家，全家才鬆了一口氣。

新冠肺炎危機迫在眉睫，謝謝第一線醫護人員，謝謝過年仍在趕工製造口罩的人，謝謝這幾天辛苦的超商店員、藥局店員，謝謝那些為疫情付出的所有人。願天佑臺灣。臺灣加油！」

　　我想，某些內容應該是這位高中生聽家人說的，因為 SARS 那時候他大概只有 1、2 歲而已。我感動的是，一位高中生都能把問題看得這麼清楚了，那些搶不到口罩而破口大罵的大人，難道不會覺得慚愧嗎？我感動的是，我們的教育能讓一位高中生有這麼清楚的思維，而且勇於發聲。我感動的是，我們的教育能讓一位高中生，學會感恩。

　　但是，我也難過了。他和他的父母還是會擔心的，擔心某些不理性民眾的撻伐。就像我 PO 出這篇文章之後，底下一定不乏一些酸言酸語的酸民，但我不需要擔心這些留言，我決定冒著被罵的風險，也要來寫這篇「健康人不要去搶口罩」的文章。

　　要不要戴口罩，取決於暴露的風險高低。新冠肺炎疫情在 2020 年 3 月中出現很大的轉變，口罩量也相對足夠，在學校、大眾運輸等人潮聚集的地方戴口罩，是合理的。尤其「慢性病患、有呼吸道症狀者、有可能親密接觸感染者、進出醫院者更要戴口罩。」在沒有社區感染的情況之下，走在路上被傳染的風險，不會比被鳥糞滴到的機會高。所以，真的不需要日日夜夜、時時刻刻都戴口罩。

　　我真心覺得，有發燒、有呼吸道症狀的學生，就不要去上課，在家休養。勤洗手，比規定每一位學生都戴口罩來得重要。畢竟，萬一戴沒戴好、脫也脫不正確、又去用手去揉眼睛、挖鼻孔的話，戴口罩，根本就是戴心酸的。

　　就像戴安全帽一樣。因為騎乘機車速度快，又常與汽車共同使用道路，所以車禍撞到頭的風險高，強制要戴是應該的。騎腳踏車

的人，雖然速度慢一點，風險低一些，要戴也算合理。但是，萬一連走路的行人，都跟人家搶買安全帽來戴，就不太合理了吧？

相反的，若真的是有高曝露風險族群，有口罩可以戴，就要好好的正確的戴，戴好戴滿。也要知道怎麼脫口罩、丟口罩。然後，洗手很重要、洗手很重要、洗手很重要。我教大家正確脫戴口罩的方法，並不是在鼓吹「戴口罩」而是當需要戴口罩來防護「風險」時候，如何把它做到位。

就像我 PO 了一張搭公車的照片，就有網友說「吼！抓到了，陳醫師沒有戴口罩！」問題是，我沒有呼吸道症狀、公車上也只有我一個人，幹嘛要戴口罩。若公車上滿滿是人，我或許會考慮戴。下車後，進入醫院，我就會戴口罩了。隨著我暴露的風險高低，來決定我要不要戴口罩，而不是盲目的一定要戴。在沒有社區感染之前，健康的人無時無刻戴口罩，真的只是戴心安的，防的其實是自己內心的焦慮與恐懼。

阿金醫師在說，你有沒有在聽！

　是否需要戴口罩，要隨著疫情的發展、個人接觸風險的高低與自身是否有症狀來斟酌。如果經過評估需要佩戴，那就確實戴好，而不是自覺自己搶到了口罩、有戴就安全了。

　中肯的話，很多人不愛聽，大人可能有所顧忌而不敢實話實說。感謝這位高中生，讓我勇於撰文呼籲。

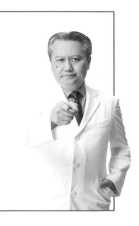

要防新冠肺炎
不能光靠外科口罩

別讓前線醫療人員的防護缺一角。
現階段在社區內遇到新冠肺炎病人的機率很低。所以疾管署公開呼籲戴口罩的原則為「一不」與「三要」。一不，是開放空間不用戴口罩。三要，是慢性疾病患者、有呼吸道症狀者、進出醫院者要戴口罩。至於，長時間坐飛機，也建議要戴口罩。

在尚未有社區感染前，搭捷運或公車，是不需要戴口罩的，如果不放心，就戴一般口罩，不必戴到外科口罩。理由有二個。其一，這個階段被路人傳染新冠肺炎（COVID-19）的機率很低。其二，萬一遇到趴趴走的新冠肺炎病人，外科口罩恐怕也防護不了。

先來解釋一下，大家最擔心的「萬一」好了。萬一剛好有一位趴趴走的新冠肺炎病人，這麼巧就被你遇上了，而且他還咳嗽、產生飛沫。這個時候，你恰巧有戴著外科口罩，想著「還好沒有理會政府宣導，堅持要戴外科口罩。我得救了！」得救，那倒未必。首先，要確認下面幾個問題：

「口罩有罩住鼻孔、嘴巴，而且戴好戴滿嗎？」
「鼻梁上的金屬條有壓緊嗎？兩邊的臉頰有密合嗎？」
「整天下來，雙手有沒有摸到口罩的表面？」
「吃飯時，口罩有取下來，還是褪到下巴或脖子而已？」

「需要取下口罩時，是直接放在桌上嗎？」

「還是把口罩摺一摺就直接收到包包或口袋裡呢？」

「有沒有算過一天把口罩拿下來幾次？」

「每次再戴回口罩時，有沒有再把金屬條壓一壓？」

「把口罩拿下來講話、喘氣、喝水、抽煙、補妝、補口紅、補護脣膏、揉鼻子、摸嘴巴嗎？那要戴回去時，有沒有洗手？」……

從出門時戴上了口罩，到回到家之後把口罩脫下為止，上述的每一個項目都有注意嗎？若非常確定自己沒有不小心遺漏掉任何一項，百分之一百都做到了，那要先恭喜你，你得救了一半。（什麼？防成這樣才一半而已啊！）

接下來，就要看那位不幸被你遇上的病人，在咳嗽時，飛沫會不會「剛好」只噴在口罩上。當然不會這麼「神準」，你臉上沒有被口罩遮住的地方，像是額頭、眼睛、耳朵、脖子、頭髮、手、袖子、衣服、包包、手機、鞋子……，可能都會被噴到了，只是你不知道而已。

那在外面的你「有沒有辦法立即洗臉、洗手？」「有沒有克制自己不要揉眼睛、摸耳朵、摸頭髮、摸包包、滑手機、摸衣服、脫鞋子？」或做了這些舉動後，有沒有立刻洗手？回家後，有沒有馬上洗澡、洗頭？

再來，咳嗽的當下，病人手上可能都沾滿自己噴出來的飛沫，他或許摸過捷運、公車、公共場所、密閉空間、電影院、KTV的椅子、拉環、柱子、牆、門、門把、手扶梯、電梯按鍵……，有可能完全都不接觸嗎？老實說，不太可能。唯一可降低感染的機會，就是「洗手」。

　　看到這裡，大部分的人都應該了解。為什麼我會說「即使買到外科口罩，天天戴著也只是預防『萬一』」，因為真正遇到新冠肺炎病人時，外科口罩的防護，只有發揮極小部分的作用。勤洗手，更重要。

　　看到這裡，也不必太過恐慌。因為那個「萬一」，其實機率不到萬分之一。試想，一個確診的病人到處趴趴走，有機會在臺灣和他相遇的機會是 2300 萬分之一。即使限縮到你與他剛好是生活在同一個城市裡，相遇的機會也是幾百萬分之一到幾十萬分之一的機會。彼此相遇，需要極高的緣份。

　　我知道，就算我講這樣的機會很低，還是有人會擔心那個「萬一」就是自己，既然如此，那就戴個一般口罩好了。就像跟那些買樂透的人說，得頭獎的機率很低，低到比被雷打到的機會還低，但想買的人，還是會信心滿滿，認為自己就是那個「萬中選一」的幸運兒。不可能不買的話，那就買個幾張過過癮，應該沒有人會覺得自己中獎的機會高，就把身家都花下去吧。

　　但是，如果未來某天（希望不要有這天）出現社區感染，被感染的人多了，會被傳染的機會相對提高，情況就不一樣了。比如說，社區裡、公司裡都有人被感染，而他們都沒有被隔離時，就一定要戴好口罩。除了戴好口罩，以上那些零零總總的注意事項，全部都要非常認真的去執行。

　　為了避免社區感染的情形出現，最好的方法是把這些感染者／接觸者隔離，讓醫療人員去治療與觀察。此時此刻，醫療人員面前

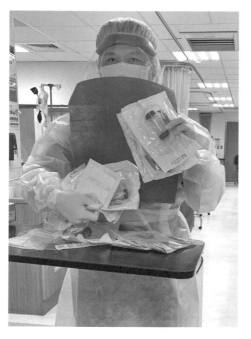

保護自己，更是保護每位民眾。醫護人員是新冠肺炎戰「疫」的最前線，全副武裝、高規格的防護才能避免受到感染，堅守在最前線，防止疫情蔓延開來。

的這個人，就是「百分百」的新冠肺炎患者，或至少十分之一、百分之一的機率是新冠肺炎，如此近距離的接觸之下，更需要使用外科口罩（或 N95 口罩）。

當然，相關醫療工作者除了口罩，還有面罩、頭罩、手套、防水隔離衣、鞋套，然後在接觸過病人後，就必須全部妥善丟棄，並且徹底洗手。面對真正的病人，哪怕只是疑似病例，醫護是這樣的高規格對待。

所以即使取得外科口罩，也只是取得了醫療人員高規格裝備的其中一項，要在遇到真正確診病人時，能夠完全發揮的保護作用，是不可能的事。

　　由於尚未爆發社區感染，就像前面提到的，目前只有幾十萬分之一、幾百萬分之一的機會遇到真正的病人。一個人用掉一個高規格口罩，全臺灣一天就會用掉 1000 到 2000 萬個口罩。在口罩相對不足的時候，等於前線醫療人員就少了 1000 到 2000 萬個口罩。一但確診或疑似患者愈來愈多，缺乏口罩的前線醫療人員，恐怕防護就會缺一角。

　　不過，不要為了想要把資源留給防疫最前線的醫護人員，刻意不使用口罩，有呼吸道症狀出現的人，還是要隨時戴著口罩，才是保護自己與保護他人的最佳方法。有時候，噴嚏說來就來，戴著口罩才能防止飛沫亂飛。至於「壓肘頂嚏」是沒戴口罩時，不得已的救急方式。

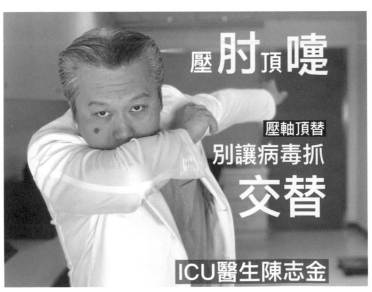

打噴嚏時，「壓肘頂嚏」是沒戴口罩時的救急方式，之後還是要避免接觸其他東西，並盡快換掉被噴嚏汙染的衣物。

千萬不要直接用手掌去摀噴嚏，因為「哈啾！」高速噴出的飛沫（時速比騎腳踏車還快）會從指縫間噴出，根本無法完全接住。加上雙手又比較容易在無意識下到處亂摸、拿東西，改用手肘的話，比較不會汙染週遭，但還是盡快換掉髒的衣服，不要到處碰。

請相信疾管署的公告，看時機與身分戴口罩，而且要戴就要好好戴、好好脫、妥善丟，不然只是浪費。一般民眾，勤洗手，才是最重要的。把真正的新冠肺炎杜絕在境外，或留在院內治療，社區就會安全了。（註：截至本書出版前，依中央流行疫情指揮中心之定位，新冠肺炎疫情在臺灣僅有零星社區感染，尚未進入「社區傳播」階段。）

● 阿金醫師在說，你有沒有在聽！ ●

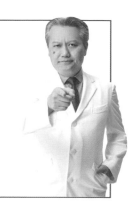

不要以為取得醫療人員高規格裝備的一項，就能在遇到真正的病人時，發揮完全的保護作用，那是不可能的事。

口罩只是防護疫情的其中一環，並不是萬能的防護罩，最重要的，還是要勤洗手。千萬不要以為買到了口罩、戴上了口罩，就不會被傳染。

防疫有一套
穿脫口罩都重要

大家都在談如何正確戴口罩，其實正確「脫口罩」一樣重要。

有的人，很認真的照步驟戴好口罩，然後，脫下來時直接放在桌上。

有的人，習慣戴了一天後，脫下來摺好、放在包包裡，準備明天再用。

有的人，脫下來之後，隨手揉一揉就往垃圾桶丟。

以上，通通危機四伏。……

如果不知道如何「脫口罩」、如何「丟棄口罩」，就算戴口罩的方式一百分，不只是白戴了，還可能很危險。

想想看，如果口罩真的發揮作用，擋下了「有病毒的口沫」，是不是應該更謹慎的處理。脫口罩的當下摸到了「口沫」，然後又用手去拿食物、挖鼻孔、揉眼睛，那麼，病毒反而有機可乘。這也是為什麼再三強調，戴著口罩時，千萬不要去觸碰口罩的表面。

在感染區（如感染科或隔離病房等）工作的第一線醫療人員，使用完畢的口罩，都會按照規定丟棄在加蓋的「感染性廢棄物」的垃圾桶裡，後續再送到專業的處理廠去處理，避免有毒的醫療用品造成其他汙染。在脫下口罩的時候，尤其要小心，為了防止接觸到口罩表面，都是從口罩的耳掛（或橡皮筋）摘下、拿去丟，丟完就要「馬上洗手」。

一般民眾到醫院去探視有潛在呼吸道傳染病的病人，也應該要比照辦理才對。所以建議醫院不妨在醫院的出入口提供加蓋的「感染性廢棄物」垃圾桶。（民眾請發揮公德心，不要圖方便將一般垃圾丟入此桶。）

當然，就算不是在醫院，自己因為有呼吸道症狀而戴的口罩，脫下來也要放進夾鏈袋內封好，再丟棄到有蓋的垃圾桶，再次提醒，丟完就要馬上洗手，不然雙手摸了沾有病毒的口罩，再去摸其他物品、拿東西吃，照樣把病毒吃下肚。至於健康的人，只是出門在外戴口罩，沒有去醫院，那就看接觸到感染性飛沫風險的可能性高或低。若高，就比照有呼吸道症狀者的處理方式。

要特別提醒的是，有些人喜歡把口罩脫下來後，就直接放在桌面上，那是很不好的習慣，根本害人害己。口罩的主要功用，是替我們擋下外來的細菌、病毒、有害物質，可想而知使用過的口罩有多「毒」，隨手擺放在桌上，一不小心就會被不知情的人碰到。尤其是家裡有小孩的話，摸到口罩或桌面後，揉眼睛、鼻子，或把手放在嘴巴、直接拿玩具玩等，後果更是不堪設想。

新冠肺炎爆發後，口罩突然變成民生必需品，但關於口罩的謠言也愈來愈多。不只有人搞錯製作口罩的原料，以為是跟衛生紙同一種，導致衛生紙被搶購外，網路上也有人在亂傳，說口罩使用之後，要整個「剪碎」，以免被黑心商人回收、拿去賣。千萬別相信這些未經證實的假新聞。光看我上面寫了這麼多，還不知道「剪碎」口罩這個動作有多危險嗎？

別人的（外來的）飛沫會殘留在口罩表面，生病的人自己的口沫會殘留在口罩內面。無論是要預防外來的侵襲，或防止自己有毒的口沫外傳，都要把口罩戴好。

如何「脫口罩」「丟棄口罩」跟如何「戴好口罩」一樣重要。不過，最重要的還是要「勤洗手」，打噴嚏或咳嗽時，盡可能用紙巾搗住口鼻，並立即洗手，以免口沫汙染到其他的地方。

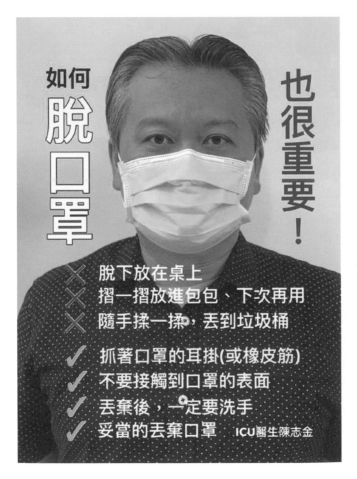

這張正確脫口罩的說明圖，本來只是想在臉書跟粉絲分享，結果無心插柳成了隨處都可見的宣傳單。（掃描 QRcode 看一堆驚喜）

在外面（尤其是醫院）按電梯、接觸過手扶梯、樓梯的扶手、門把後，或碰觸到任何不能確定是否乾淨的東西，就是靠洗手來防範，特別是在進食前、挖鼻孔前、揉眼睛前。記住，「手」護健康靠自己，在外面最好不要東摸西摸。

尤其是摸臉。一個人，要忍住不去摸自己的臉，是非常困難的。2015 年發表在《美國感染控制期刊》的研究，就是針對 26 位澳洲醫學生在兩個小時的課堂上，透過錄影觀察他們摸臉的次數。研究對象只知道會錄影，但是不知道研究者是要觀察什麼。事後再由研究者觀看錄影檔，計算觸摸次數。

結果發現這些學生平均每小時摸臉高達 23 次，更重要的是，當中有 44% 的次數會觸摸到「黏膜」，也就是病毒有機可乘的位置。也就是說，平均一個小時內，有 10 次會讓手上病毒有機會進入人體。人會不由自主去用手去觸摸自己的臉部是事實，但不可能把手綁住，最好的方法是隨時保持手部乾淨。

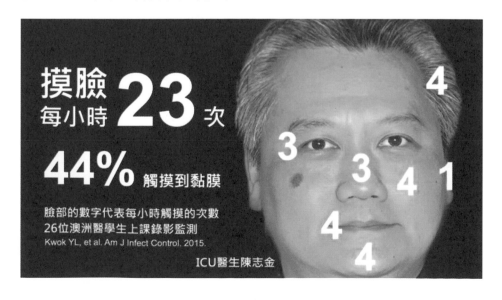

摸臉 每小時 **23** 次
44% 觸摸到黏膜
臉部的數字代表每小時觸摸的次數
26 位澳洲醫學生上課錄影監測
Kwok YL, et al. Am J Infect Control. 2015.
ICU 醫生陳志金

　　有人問說「拿下口罩吃飯後，可以再戴回去嗎？」這是一個很實際的問題，大家不可能為了一天 24 小時戴口罩而不吃飯。我個人建議還是依以下兩種情況判斷。

健康的人，接觸感染者風險很低

　　這時，戴口罩只是「以防萬一」。我認為拿下吃飯，吃完飯後再戴回去，並無不妥，但記得把握幾個脫口罩原則，像是先在桌上鋪上一張乾淨的衛生紙或紙巾，再把脫下的口罩放在上面，目的是不要讓口罩直接接觸到桌面。

接觸過呼吸道症狀、本身已有症狀的人

　　建議妥善丟棄，不要重複使用。若逼不得已，沒有其他口罩了，務必在桌上鋪上乾淨的衛生紙或紙巾，再把脫下的口罩放在上面，而且手盡量不要接觸到可能的汙染面（內或外），也不要讓口罩接觸到桌面，以免造成汙染。

戴口罩 4 步驟（由我家太座親自示範）

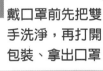

1 戴口罩前先把雙手洗淨，再打開包裝、拿出口罩

2 有顏色（防水塗料）那面朝外、金屬條朝上

3 將口鼻和下巴完全罩住、兩端鬆緊帶掛上耳朵

4 壓緊金屬條、緊貼鼻樑，確認口罩和臉部密合

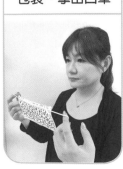
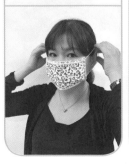
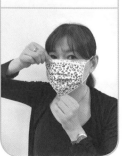
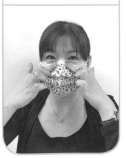

不論是上面的哪一種情況，再次戴上口罩後，要用另一張乾淨的衛生紙或紙巾把金屬條壓好，確認口罩有戴到位。然後，記得把使用過的衛生紙或紙巾妥善丟棄，也要記得洗手。重點就是，手不要接觸到汙染面，口罩不要接觸到桌面。

公家機關的各項配套措施，就是希望口罩的貨源充足，留給最需要的人，需要的人再去買。不要恐慌、不必搶購、不要囤積，更不要鋌而走險，想高價拋售發災難財（這是違法行為）。

健康民眾若沒有感冒症狀、沒有接觸到病毒的風險、沒有去醫院或人多擁擠的地方，戴口罩只是一個心安的感覺。但暴露在病毒風險下，和確診或潛伏期病例、居家自主管理者，與其共同居住的家人、經常接觸的親友或同事，還有到醫院診療或探病、公共運輸業員工與乘客、密閉娛樂場所員工與消費者等，戴口罩是保護自己也保護他人的方法。

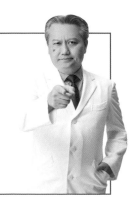

━● 阿金醫師在說，你有沒有在聽！ ●━

戴口罩的目的是保護自己也保護他人，若口罩真的發揮作用，擋下了「有病毒的口沫」，使用過後應該要更謹慎的處理，避免汙染擴散。

不良脫口罩習慣反而會讓病毒有機可乘，讓自己暴露在更危險的環境中。

『手』護健康
阿金醫師怎麼做？

我知道有人很擔心，擔心到睡不著覺。

所以我決定根據經驗，提供一些讓人安心的「可行」做法。這是因為有些很擔心的人，做法卻沒有比較「安全」。這就好像好不容易買到口罩、卻亂戴亂脫亂丟一通，或拚命消毒周圍環境、卻忘記要把雙手洗乾淨，那不是做心酸的嗎？……

防疫基本功——勤洗手、減少汙染途徑

為了方便洗手，我修剪指甲，避免指甲藏汙納垢。暫時不戴戒指（已請示太座，並獲准許）、手錶，並盡可能穿著方便捲起袖子的上衣，或乾脆穿短袖的襯衫。另外，即使已經洗過手，在做以下 3 件事前，還是必須再次洗手——吃東西前、揉眼睛前、摳鼻孔前。

除此之外，還有：

- 不常規繫領帶。因為領帶容易沾汙，而且不常清洗。
- 拱手不握手，以減少病毒透過接觸傳播。
- 攜帶一支無墨水原子筆（自動伸縮或有蓋），按電梯使用。
- 體力與時間許可時，多爬樓梯。（記得不要握扶把手！）
- 做好物品（如手機）表面的清潔消毒。
- 天天洗頭髮。（非常時期就不要懶惰了吧！）
- 口罩必要時刻再戴，要戴就要戴好戴滿。

肥皂溼洗手或乾洗手，不必用「酒精棉片」

酒精棉片是給糖尿病患者消毒打針部位在用的。一片酒精棉片只能夠消毒 2 x 2 cm 的範圍（跟酒精棉片本身的大小差不多而已）。嚴格說起來，大約只夠消毒成年人的一根手指頭，所以一片酒精棉片根本不夠消兩隻手的毒啊！

最好的消毒方式就是我一而再再而三強調的「勤洗手」。只需要「一塊肥皂（或些許洗手乳）」與「持續溼洗手至少 20 秒」，效果比用酒精棉片好太多。要是遇到沒有肥皂、沒有水的時候，可以改採用「酒精性乾洗手液」來替代，但是「洗手步驟」每個環節都不能省，還要「搓足 20 秒」才行。

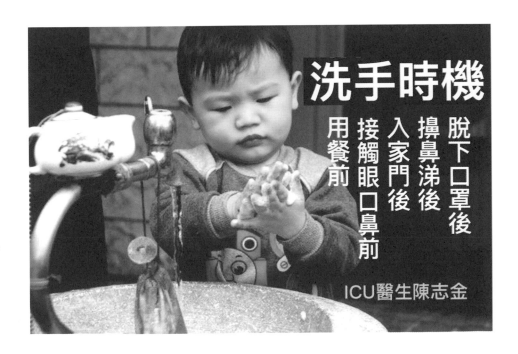

洗手時機

脫下口罩後
擤鼻涕後
入家門後
接觸眼口鼻前
用餐前

ICU醫生陳志金

最貼近生活的挑戰──電梯按鈕

有網友傳來一張圖片來問我，說「在中國有大樓提供牙籤給乘客按電梯用，用完再拋棄，可行嗎？」我個人認為這是一個很值得討論的問題，假如像中國這樣，已經出現「社區感染」了，這樣做真的就完全沒有問題嗎？

想像一下，當感染者在電梯口打個噴嚏，或在挑牙籤時摸了好幾根，那牙籤上面就會沾有飛沫了。下一位用完沒洗手，還是會帶走病毒了。還好，臺灣在尚未有疫情前，很多電梯外都有設置酒精乾洗手液，不妨多加利用。

我知道，還是有人很擔心，擔心到睡不著覺。那我可以提供一些讓人安心的「可行」做法，如果不是擔心的人，就直接跳過吧。這是因為某些很擔心的人，做法卻沒有比較「安全」，就像好不容易買到口罩，卻亂戴亂脫亂丟一通，最後還忘記要洗手，整個就是戴心酸的。

言歸正傳。「如果真的出現『社區感染』了，要怎麼按電梯？」有些人知道用「指腹」去按電梯按鈕是不安全的，尤其是食指指腹，很容易被拿來摸眼角、挖鼻孔，於是他們就會改用「指節」「指甲」，甚至「手肘」（是的，一種非常困難的姿勢）去按，還有人會用鑰匙去按。但要是電梯按鍵真的被汙染了，用哪裡按都很危險，除非按完馬上洗手。

擔心歸擔心，方法還是要用對。我有 3 個方法提供給憂心忡忡的讀者。我不是在鼓勵人要這麼小心翼翼，只是看不下去有些擔心害怕的人，卻使用著無效或更危險的方法，於是，想提供他們幾個好一點的想法而已。

1 我以前有一位非常嚴謹的老師，他常年的習慣是在病房教學結束後就馬上洗手，然後會把擦手紙留下來按電梯，出了電梯之後再丟掉。我觀察他很久了，覺得這是個好習慣，很適合這個非常時期。

2 與其用鑰匙，不如用筆尖。找一支沒水、筆尖可以伸縮的原子筆，按完電梯再把筆尖縮回去，就不會再接觸到。如果擔心因此把病毒帶到另一臺電梯去的話，就定期用漂白水泡一下筆尖好了。

3 體力許可、時間充裕的話，我強烈建議「走樓梯」，其實這才是最有效的方法是。走樓梯，就不會有接觸到電梯按鍵的疑慮，又可以運動，一兼二顧。切記，千萬不要摸到樓梯扶手（但我想謹慎的人是一定會想到這點的）。

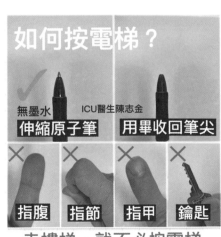

善用高科技防疫——視訊探病

根據疾管署資料，臺灣第 31 例新冠肺炎確診患者，是一位年僅 11 歲的國小學童，由於這個年紀生活單純，接觸史簡單，很快就推斷恐怕是去醫院「探病」時，遭到已經被確診的家屬（祖父）傳染。醫院可以說是病毒集散地之一（機場也是），所以才會疫情一爆發，就良性勸說「沒事，不要逛醫院。」或許臺灣人流傳已久的探病文化，可以趁這次疫情來改一改。

在這個科技進步的年代，很多媒介都能即時傳遞畫面、聲音與相關資訊，而且不會順便傳遞病毒。就像因應新冠肺炎，避免假消息或訊息不明確造成民眾恐慌，疾管署幾乎每天都會召開至少一場的記者會（有時一天好幾場在開），開誠布公最新的防疫資訊或確診消息。透過網路媒體直播或電視轉播，不必到現場，就可以獲得第一手資訊。

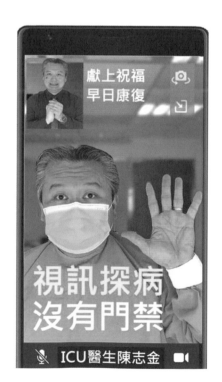

臺灣俗諺總是說「見面三分情」，很多時候會趁著探病順便開同學會。但我真心奉勸除非患者已經病危了（要見最後一面了），或是本身是擔任主要照顧者的角色，其他的家人不妨改採「視訊探病」的方式。

　　至於朋友、同學、同事就直接選擇「視訊探病」或等患者康復之後再去拜訪。這樣一來，同時可以避免打擾病人的治療與靜養（患者也能合理篩選掉一些不想見的人）。

　　大家應該都要知道，醫院住的都是生病的人，就是病毒、細菌的大本營，除非不得已，不然還是少去為妙。帶小朋友去探病，更是沒有必要。真的非去探視不可，也要戴好口罩、勤洗手，盡量減少與病人接觸的機會或環境。可能有人會覺得「阿就是自己爺爺啊，幹嘛這樣見外呢？」那是因為病毒是沒在跟你攀親帶故的。

阿金醫師在說，你有沒有在聽！

　　擔心歸擔心，還要找對方法，不然做再多都是做心酸的，還可能讓自己更危險。學習正確防護方法，比批評、口水戰更重要。

　　勤洗手、減少汙染途徑，非必要不要去醫院，多多使用「視訊探病」，不只減少感染風險，還能讓病人好好休息。即使是至親生病，也不應該奮不顧身，因為病毒可是沒在認親情的。

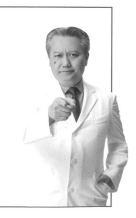

新冠肺炎的
社會觀察紀錄

2020 年初爆發新冠肺炎疫情，身為醫療人員，我試著以不一樣的角度，以稍為正向、輕鬆的方式來分享我的觀察。有些項目即使沒有疫情，也很適合留意的。當然，有些可能因為事過境遷，而不能夠完全理解，那大可直接跳過，不必執著於每一個項目都要看懂。……

這一場疫情，讓我們學到什麼？

1. 勤洗手、感冒或有呼吸道症狀要戴口罩、減少出入人多的公共或密閉的場所。這個是全國上下、不分職業、不論年紀，都應該要身體力行的習慣。保護自己、保護別人，無論是否有疫情大流行，警報解除也要繼續這樣做。

2. 沒事不要逛醫院。醫院不是家庭聚會、朋友相見的地方，就算平日也應該要管制出入，留下最少的家屬陪伴患者就好，科技進步，多多採用「視訊探病」。即使新冠肺炎疫情過後，也要持續推動才好。

3. 一個自由、民主、公開透明、有執行力、橫向溝通良好的政府，才能保障人民的生命財產安全。防疫的事，請交給專業，而且要相信專業。心存感激，感謝費盡心力守護人民生命財產安全的各行各業。

4 名嘴、藝人、各式代理人等公眾人物，如果真的逼不得已，非得公開表態與示好的話，也應該要盡量採取低調與平和的方式，謹慎評估其可能的反彈力道，否則很有可能適得其反。還有，人的記憶有時不太可靠，捐款收據建議都要留下來。

5 關懷、信任、正向面對，遠勝過謾罵、負面的情緒宣洩。假新聞、假消息、謠言無所不在，在發生重大事件的非常時期，很容易引起對立、造成恐慌。不要轉傳未經可靠單位證實的消息，平日即應留意追蹤可靠的消息來源。

211

終結恐慌，從疫情中學正向思考

1 總算知道口罩有很多種，而且知道哪一種防飛沫最有效，也知道哪一種人需要排隊買口罩。最重要的是，大部分的人知道如何戴口罩與脫口罩，及 2 個口罩可以用 7 天，但 2 條內褲不能穿 7 天這件事。

2 全臺灣民眾都會區分偶數和奇數了，而且恍然大悟，原來「0 是偶數！」另外，也知道從健保卡資料就可以查出持卡人曾經到過中國哪一個省分（無法再裝傻）。醫療人員則對陌生的中國地理，有再次複習的機會。

3 醫院門口使用熱感應攝影觀測體溫，連手上拿著熱飲或熱食進出，機器就會嗶嗶叫，儀器準確度值得信賴。額溫槍測量方便，賣到缺貨。一夜之間，大家都和〈無間道〉的劉德華一樣，不再害怕被人家用「槍」指著額頭。

4 知道勤洗手的重要，也知道步驟是「內外夾弓大立腕」，而不是「沖脫泡蓋送」（這是燒傷急救 5 步驟啦）。本來的「溼搓沖捧擦」是幼幼班基本功，「內外夾弓大立腕」才是高段武功。邊洗手邊唱歌（〈兩隻老虎〉或〈生日快樂歌〉唱 2 遍），至少洗滿 20 秒才算數，最後記得擦乾。

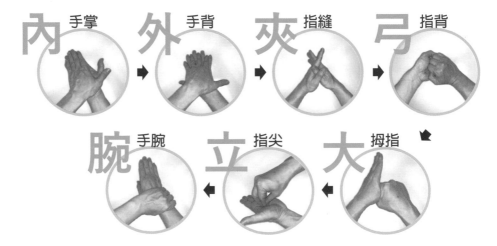

5 認識世界衛生組織（WHO）這個機構，也知道世衛祕書長是非洲裔的譚德塞 （Tedros Adhanom Ghebreyesus）。世界各國看見臺灣醫療與防疫的努力，紛紛表態聲援臺灣加入 WHO ／ WHA（世界衛生大會，是世界衛生組織的最高權力機構）。也總算知道衛福部長是陳時中（不是陳時鐘），雖然他一直滴答滴答不停歇（有人可以把他抓去睡嗎？）

6 衛生紙與口罩的原物料不同、產地不同、臺灣的產量與庫存量都不同。至於，人類能否以嗅覺聞出消毒水的比例，目前尚無定論。雖然曾經有人因為假消息而做蠢事，還好專業人士即時澄清，免除更大的危害。

7 為了順利買到口罩，大家都知道社區或住家周圍的健保藥局在哪裡了。還知道原來有人這麼厲害，馬上做出藥局查詢地圖（還可以查口罩剩餘數量）。最重要的是，藥局都是義務服務大家的，要彼此體諒、耐心排隊、不要再對藥局員工大小聲了。

8 終於分得清楚「自主健康管理」「居家檢疫」「居家隔離」的差別，也懂得感謝被隔離的人，他們的不便，保護了大家。此外，對「病從口入、禍從口出」「木馬屠城記」「一索得難」（中國麻將現在沒有一索）等說法，有更具體、更深刻的體認。

自主 健康管理 配合事項	· 自主管理者期間內盡量避免外出。 · 必要外出時（如上班）需配戴外科口罩。 · 落實呼吸道衛生及咳嗽禮節。 · 每天早晚要各量一次體溫。 · 出現不適症狀撥打防疫專線 1922，並依專業指示就醫。
居家檢疫 配合事項	· 在家裡或指定地點隔離，不能外出。 · 不得搭乘大眾運輸等交通工具，不得出境或出國。 · 里長或里幹事會打電話進行健康關懷（14 天）。每日電話詢問健康狀況並填寫「健康關懷紀錄表」。 · 透過手機電子監控有無遵守應配合事項。 · 若出現不適，會送往指定醫療機構採檢與送驗。
居家隔離 配合事項	· 在家裡或指定地點隔離，不能外出。 · 不得搭乘大眾運輸等交通工具，不得出境或出國。 · 衛生主管機關於每日追蹤 2 次健康狀況。 · 若有出現不適症狀，由衛生主管機關安排就醫。

其中，居家隔離或居家檢疫都會收到主管機關的「通知書」，若不配合規定執行，會因違反「傳染病防治法」而受到裁罰，且相關單位可視情況進行強制安置。

9 習慣天天看或關心疾管署的疫情說明，免去接收假消息的危機，對「檢查」「陰性」「陽性」的手語也有初步認識（辛苦手語姐姐了）。當然，每天追蹤「ICU 醫生陳志金」也是杜絕假消息必要的（有人不認同的話，等這本書再刷時刪除）。

新冠肺炎的阿金 30 大觀察紀錄

1 讓人耐心排隊的，不只高價 iPhone，5 元口罩也可以。

2 很多會議可以說取消就取消，根本也不必再補開。

3 醫院出入口管制到剩下一個，也還是很夠用啊。

4 探病，其實是一種可有可無的社交活動。

5 即使寒假多放 2 周，寒假作業還是沒辦法寫完。

6 大賣場人潮銳減，才發現本來有很多人是專程去試吃的。

7 很多人沒發現自己這麼漂亮，直到戴上口罩以後。

8 不敢相信自己肺活量差到講話也喘，直到戴上口罩以後。

9 體會追劇的心情。每天定時、等待同一個人在電視上出現。

10 不能喝的酒精比能喝的還珍貴，原來也有這麼一天。

11 這是一個「撿到口罩」卻不知道要不要送去派出所的年代。

12 不用評鑑督考，醫院也會主動把感染控制做好。

13 洗手不必稽核，但是很有學問。

14 妝少化一半，原來可以多睡半小時是如此美好。

15 手上拿著錢和口罩，被搶的竟然是口罩。

16 這是個連衛生紙都有人想偷的年代。

17 連續假日，花東線車票都買得到，還可以包整個車廂。

18 在電梯放屁，比在電梯咳嗽，更能讓人接受。

19 適時「咳」一下，是結束談話的最好提示。

20 原來，自己會煮的菜比想像中的多更多。

21 健保卡比信用卡更有存在感（買口罩不能刷信用卡）。

22 醫院評鑑以後也可以改成 5 年做 1 次。

23 從來沒有覺得自己的手這麼髒過（洗手次數暴增）。

24 在廁所裡排隊的人，原來不是為了上廁所。（是洗手！）

25 不熟朋友突然來電，不是借錢，是要問「你有多的口罩嗎？」

26 原來順著「時中」走，這麼令人安心。

27 進銀行不必脫口罩，警衛還會提醒「把口罩戴好！」

28 家中遭小偷光顧，首先要查看口罩還在不在！

29 不能隨意、盡情的摳（挖）鼻孔，居然是這麼痛苦的事。

30 口罩成為最重要的角色，必要時刻竟是通行證。

阿金醫師在說，你有沒有在聽！

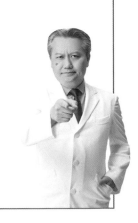

疫情爆發後，擔心害怕是必然的，也會經歷許多不便。但非常時期的轉變與不便，讓我們有機會停下腳步來檢視「有沒有什麼事情明明不合理，卻又日復一日進行著？」

或許有些是需要被改變，卻沒有勇氣或機會去改變的。或許有些是應該珍惜的，卻又不斷錯過的。轉念看待這場疫情帶來的影響，將為我們帶來正向的變化。

舊瓶再利用
是一個致命陷阱

有幾間熱心的藥局免費贈送漂白水,但看著民眾拿著各式各樣的舊瓶去裝,不免讓我擔心起來。因為在急診或加護病房常會遇到誤喝農藥、殺蟲劑、清潔劑、鹼水、漂白水的人,有很大一部分的原因是這些不能喝的液體被裝在可以喝的飲料瓶。……

216

　　新冠肺炎(COVID-19)「疫」發不可收拾,大家突然開始注重個人衛生與環境整潔,除了口罩外,酒精、酒精棉片也被搶購一空,導致真正有需求者,求之不得。根據疾管署與公衛專家的建議,用肥皂勤洗手才是防疫最有效的方式。其實,想要消毒殺菌的話,不見得要去搶用酒精,漂白水(次氯酸鈉)稀釋也能在短時間內消滅多數細菌及病毒,包括冠狀病毒、諾羅病毒、腸病毒等。

　　先前看電視報導,有幾間熱心的藥局,免費贈送漂白水給民眾,只要自行攜帶瓶罐就能領取。這當然是好事,但看著民眾拿著各式各樣的舊瓶去裝,不免讓我擔心起來。

　　因為我看到大家帶去的瓶罐,有原來裝礦泉水、飲料、酒、醋、醬油、洗髮精、冷洗精、沐浴乳等,一不小心就會有誤食／誤用的風險。使用舊瓶來分裝漂白水或酒精,建議遵守 3 原則:

1. 最好用原本就裝漂白水的瓶子來裝。最好不要用飲料瓶，尤其是用礦泉水瓶來裝漂白水或酒精，出事機會最大。

2. 撕掉瓶罐上的原有標籤，無法撕掉的，就用不透明膠帶遮掉，並「重新標示」。最好的方法是在瓶外及蓋子上，用防水貼布遮住原標籤後，標示在明顯可見的位置。

3. 安全存放。擺放的位置，要離開原來可飲用／使用的地方愈遠愈遠好。不要隨手放在孩子可以接觸到的地方。漂白水可放在廁所的櫃子裡。

會如此緊張，是因為在急診或加護病房常會遇到誤喝農藥、殺蟲劑、清潔劑、鹼水、漂白水 …… 的人，有很大一部分就是因為這些液體被裝在「飲料瓶」內，而被小孩子或老人家誤喝。瓶子上的標籤是「可以喝的」，裡面卻裝了「不能喝的」液體，就是具有潛在被誤喝的風險。

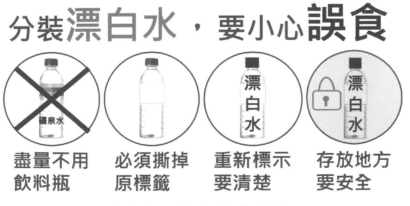

分裝**漂白水**，要小心**誤食**

盡量不用
飲料瓶　　必須撕掉
原標籤　　重新標示
要清楚　　存放地方
要安全

防疫也要注意居家安全 ICU醫生陳志金

有人會辯稱「回收再利用，比較環保啊！」

有人會辯稱「我有在上面寫字提醒啊！」

有人會辯稱「難道不會在喝之前先聞一下味道嗎？」

有人會辯稱「我們家的人都知道這個不能喝啊！」

但是「舊瓶再利用」就是一個存在的陷阱，就是在等待一個不小心的人，或不熟悉、不知情的人，掉入這個可能致命的陷阱。就算上面寫字提醒，還是會有小孩子和老人家看不懂的。人在口渴的時候，拿起來就大口大口的灌，哪裡來得及先聞一下。若是全家人都知道不能喝，那親戚朋友到訪時……。防疫也要注意居家安全，千萬不要鐵齒或嫌麻煩而引發遺憾的事。

阿金醫師在說，你有沒有在聽！

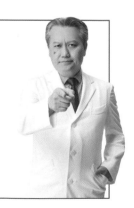

　「舊瓶再利用」本身就是一個存在的陷阱。尤其是在本來「可以喝的」舊瓶裡裝了「不能喝的」液體，分明就是等待一個不小心的人冒險。

　為了避免發生憾事，最好不要使用飲料舊瓶、務必除掉瓶罐原有標籤並重新標示、擺放在安全的位置。

ICU重症
醫療現場
熱血暖醫陳志金
勇敢而發真心話

作　　　者┃陳志金
選　　　書┃林小鈴
企畫編輯┃蔡意琪

....

行銷經理┃王維君
業務經理┃羅越華
總　編　輯┃林小鈴
發　行　人┃何飛鵬
出　　　版┃原水文化・城邦文化事業股份有限公司
　　　　　　臺北市中山區民生東路二段141號8樓
　　　　　　電話：02-2500-7008　　傳真：02-2502-7676
　　　　　　E-MAIL：bwp.service@cite.come.tw
發　　　行┃英屬蓋曼群島商家庭傳媒股份有限公司城邦分公司
　　　　　　臺北市中山區民生東路二段141號11樓
　　　　　　書蟲客服服務專線：02-2500-7718；02-2500-7719
　　　　　　24小時傳真專線：02-2500-1990；02-2500-1991
　　　　　　服務時間：週一至週五上午09:30～12:00；下午13:30～17:00
　　　　　　讀者服務信箱：service@readingclub.com.tw
劃撥帳號┃19863813　戶名：書蟲股份有限公司

....

香港發行┃城邦（香港）出版集團有限公司
　　　　　　香港灣仔駱克道193號東超商業中心1樓
　　　　　　電話：852-2508-6231　　傳真：852-2578-9337
　　　　　　電郵：hkcite@biznetvigator.com
馬新發行┃城邦（馬新）出版集團 Cite(M) Sdn. Bhd.
　　　　　　41, Jalan Radin Anum, Bandar Baru Sri Petaling,
　　　　　　57000 Kuala Lumpur, Malaysia.
　　　　　　電話：603-9057-8822　　傳真：603-9057-6622

....

封面設計┃劉麗雪
封面攝影┃STUDIO X
內頁設計・排版┃吳欣樺
內頁插圖┃盧宏烈（老外）
照片提供┃陳志金
製版印刷┃卡樂彩色製版印刷有限公司

....

初版┃2020年03月29日
初版21刷┃2023年04月06日
定價┃400元
ISBN┃978-986-98502-2-3

城邦讀書花園
www.cite.com.tw
Printed in Taiwan

國家圖書館出版品預行編目資料

ICU重症醫療現場：熱血暖醫陳志金 勇敢而發
真心話／陳志金著. -- 初版. --臺北市：原水
文化, 城邦文化出版：家庭傳媒城邦分公司
發行, 2020.03
　　　面；　公分
　　ISBN 978-986-98502-2-3　（平裝）

　1.重症醫學　2.通俗作品

415　　　　　　　　　　　　　　108019953

ICU
重症
醫療現場

ICU
重症
醫療現場